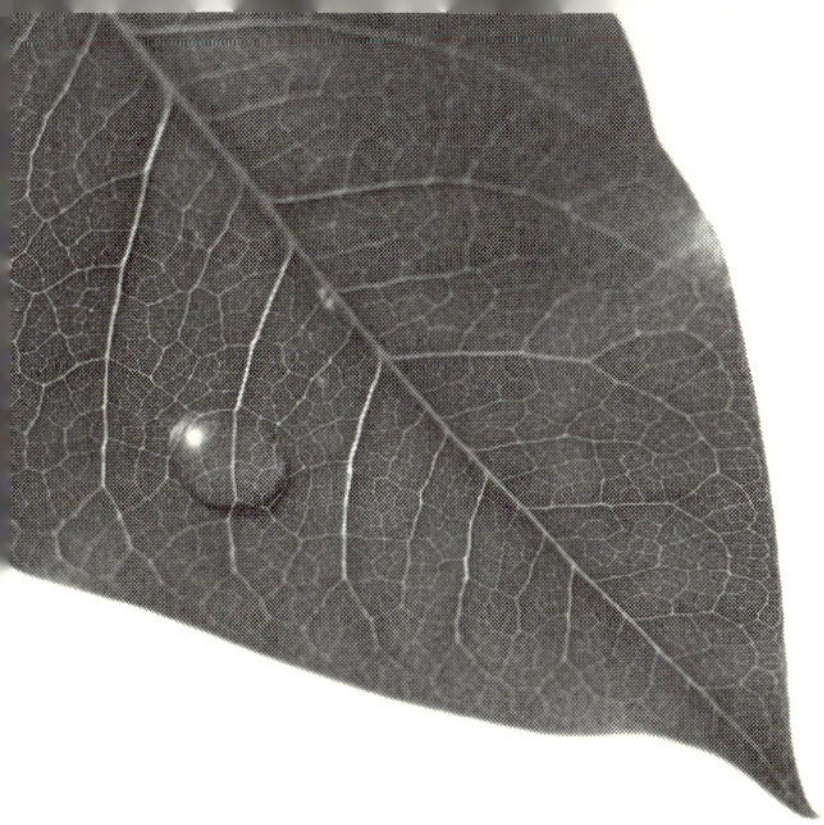

自然治癒力はそだつ

ぼくの〈自然医学〉事始め

鍼灸マッサージ師

大内晃一

Koichi Ohuchi

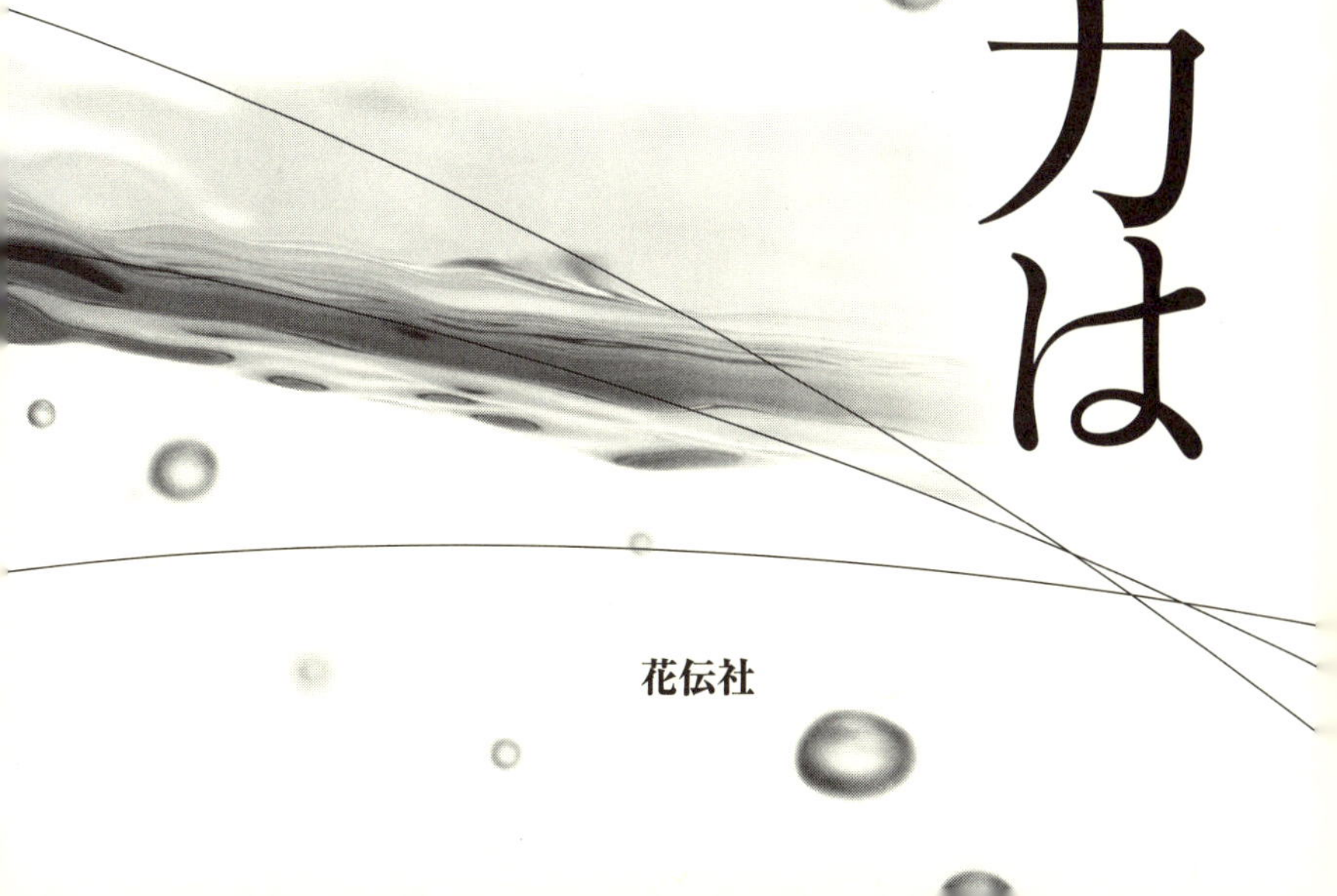

花伝社

自然治癒力はそだつ——ぼくの〈自然医学〉事始め◆目次

はじめに……5

第1章　森下〈自然医学〉と出会う　9
1　何かおかしい現在の医学・医療……9
2　森下自然医学理論の原点……16
3　理論から臨床へ――〈自然医学〉の発展――……27
4　新しい理論展開へ……44

第2章　生命観・健康観を考える　53
1　生命とは……53
2　病気を自然医学の立場から見直す……64
3　東洋医学と〈自然医学〉のあるべき関係……76
4　環境因子の重要性……87
5　長寿とは……97
6　健康自衛の知恵……102

目　次

第3章　自然治癒力を高める治療　125
1　鍼灸治療……125
2　吸玉療法……135
3　手技療法――按摩、マッサージ、指圧――……139
4　漢方薬治療……146
5　温泉療法……154
6　食事療法……158

第4章　これからの医学の展望　197
1　治療家への提言……197
2　次世代の医学……202

あとがき……213
参考文献……215

はじめに

現代医学に疑問を感じ、不信感を覚えた患者さんが、何か良い治療法がないものかと書店に行き、手当たり次第に代替医療の本を買い漁る。なかには、藁をもつかむ思いで書店に来られる重篤な疾患を抱えている方もいらっしゃるに違いない。

この御時世、書店に行くと一般対象者向けの医学関連書物が、所せましと並んでいる。一週間も経つと、もう新しい本が並べられており、次から次へと新しい考え方や治療法が考案され、世に送り出されている。

このような状態では、患者さんだけでなく治療家の方もどうしたらいいのか迷うのも無理はない。患者さんは、新しい治療法を試して効果が無かったら、次々にいろいろなものを試す。代替医療のほとんどは、保険が効かないから一回に支払う治療費は、五千円から一万円くらいになる。体が薬漬けになるよりはましではあるが、そう長いこと継続的に治療費を払い続ける経済的な余裕は、普通はないであろう。

すると自分の体をいかにして自分で治すかが重要な鍵を握っていることになる。その時、最低限必要な知識が無いと、やっていることが無駄になってしまうことがある。自分の体を知るという事は大事なことであり、病気の予防にも大変役に立つ。基礎的な心身のしくみを知ることによって、面白いように身体の状態がわかり、病気になってもそんなに慌てなくて済む。風邪や頭痛といったちょっとした事で、他人任せで病院に行くのはどうかと思う。

今回、執筆するに至った動機は、今の医学を支えている生命観に少しでも軌道修正を図りたいという一念のみからである。私が自然と、今の現代医学の生命観がおかしいと感じるようになったのは、森下敬一医学博士の出会いなしでは語れない。よって、第1章に森下博士が世に残した業績を、私なりに紹介したい。

この本を手にとって読もうとしている方々に感謝したい。治療家の方ならこれを読んで、何か感じて患者さんを良い方向に導いてくれるであろう。病を患って、この本を手にとった方には、これから書かれている事を実践することによって多くの患者さんの手本になることを期待したい。いずれにせよ、少しずつ小さい流れが生じて、そのうちその小さな流れが合流して大きな流れとなり、それが本流となる。いわば世直しであり、私も微力ながら小さな流れを作りたい。

私に含蓄のこもったアドバイスをして下さった森下氏には厚く感謝申し上げたい。この本を書く原動力となったのは、医療界において、森下氏が果敢に世直しに取り組んできた姿勢に感動を覚えたことにある。自分の信念は貫き、けっして妥協や迎合の姿勢を見せないすばらしい先生である。

しかし、森下氏の考えを信者のように妄信していたわけではないことをあらかじめ断っておく。いろいろな学者のお話を拝聴させて頂き、様々な論文を拝見させて頂いた結果、森下氏がうちたてた〈自然医学〉が整合性のとれた医学であると確信したわけである。この医学のすばらしさを、ありのままを脚色せず素直に書き進めていきたいと思っている。

私は鍼灸師や按摩マッサージ指圧師の卵を育てる専門学校の一介の教員である。本来なら、鍼灸師なら鍼灸を用いて、按摩マッサージ師なら手技を用いて然るべきであると、鍼灸業界や手技療法業界の先生方に叱咤されるかもしれない。もちろん、鍼灸や手技を否定しているつもりは毛頭ない。生命の本質がわかった上で術を施さないと、せっかくの宝物も台無しになってしまうことを強調したいのである。生命の本質は、大工がカンナや鋸を用いて家を建てる考えの次元と異なるところにある。

「ロケットを飛ばしたり、車を走らせたりするのは、三次元的な見方で物事を捉えても成立するが、生命科学においてはそうはいかない」と森下氏はかねてより述べている。真にその通りだと思う。時空を越えて進化してきた生命体を、簡単に三次元といった視覚に捉え得る範囲に限定して考察してしまうと、とんでもない過ちを犯してしまうであろう。

何事においても言える事だが、生命体を相手に業をなす場合は特に、慎重にかつていねいに行わなければならない。現世、あまりにも病院の医師の方々が忙しく見える。このような状況下、医師は、ある症状にはこの薬といったルーチンワークになりがちである。これには、このような世の中になった原因があり歴史がある。医師を一方的に批判するのも御門違いであろう。

この本が、病んでさ迷う患者さんや治療法に行き詰まった治療家の方々に少しでもお役に立てれば幸甚である。現在病んでいない方々でも予備軍は多くいるはずである。そのような方々にも読んで頂いて、しっかりとした生命観をつかんでもらいたい。すると、病気知らずの身体になり、仮になったとしてもあわてなくすむにちがいない。

第1章　森下〈自然医学〉と出会う

1　何かおかしい現在の医学・医療

現在、ほぼどこの病院でも主に薬物療法、手術といった西洋医学を中心とした治療法が施されている。このような状況下、ますます病人が増えている現状と照らし合わせて考えると、果たしてこれで良いのか疑心を抱かざるを得ない。熱が出たら解熱剤を、痛みがあると鎮痛剤を、下痢をしたら下痢止め薬を、咳が出たら鎮咳《ちんがい》薬を、といった具合にその時点で症状を緩和させることは西洋医学の得意とする所である。これで患者さんが満足するなら、西洋医学を責めるに忍ぶのだが、次の質問を聞いて、はたして患者さんは現在行われている病院での医療行為に満足することができるだろうか。

「ガンや糖尿病といった生活習慣病にかかったら、薬を飲み続けて、生涯病院通いをするような人生を送りたいですか。」

生活習慣病と聞くと、一般的には病因を食生活、睡眠、ストレスといったものに求めるのが本筋ではあるが、それだけでは私としては納得がいかない。現代的な医療も人間を蝕んでいるのを見落としてはならない。生活習慣病の原因の一つに西洋医学的医療があるということである。今はちょっとしたことですぐに病院に行ったり、市販の薬に手を出したりしてしまう。これは生活習慣そのものになっているといっても過言ではない。このような西洋医学的医療に習慣的にさらされていると、身体は必然的に弱くなり病気を引き起こしやすい体質へと変わっていく。物事を大局的に捉えないと、この事は見えてこない。狭い視野で物事を捉えると、今の西洋医学に感銘をうけるといった錯覚に陥ってしまう。

たしかに、西洋医学が発展してきたおかげで、感染症やけがによる死亡は激減した。また、様々な症状を緩和させる薬物の種類もかなり増加した。よって現代の医療で満足して病院をあとにする患者さんも多いに違いない。この内容からすると一見、西洋医学に何の文句もつけようがないように思われる。しかし、反面、他に何が起きているかは、眼が曇っていては見えてこない。鰻のぼりに増加していく患者数、疾病の数、その中には潰瘍性大腸炎といった難治性疾患も含まれている。最新の治療法が紙面をにぎわしている割には少しも病気は減っていない。それに投薬治療、手術等の副作用による死亡も気になれば、寝たきり老人は増加し、認知症の増加も気になる。

このように、全てを視野にいれて考えると、明らかに何か現在の医療がおかしいのではないかと思うのは必然である。これは医療に明るくない人でも少し考えればわかる。しかし、そうはいっても現代医療を批判する者はそう多くはいない。医療と名がつく以上、患者さんにとって大事な味方になってくれると錯覚に陥ってしまうからである。しかし、昨今、患者さんのための医療はそうではないという風潮が多少なりともでてきた。

現在の薬漬け医療を施している医師は、患者さんの身体を第一にと胸を張って言い切ることができるのだろうか。患者さんを治療して下さる医師を悪者にしているように聞こえてしまうだろうが、このような状況に陥った様々な背景が存在しているので、医師側ばかりを責めるのも御門違いであろう。医師は患者さんを治さなくても食べていける保険医療制度がある以上、おそらくこのような病人増加の根本的解決は難しいであろう。政治的なしがらみも関与している以上この問題解決は一筋縄にはいかない。

明治、大正、昭和の初期の戦時中を生き抜いてきた人たちにも、現在はやっているわけのわからない病気にかかったのだろうか。屁理屈をこねる人たちはおそらく、昔は医学が発達していなかったから、病気が見つからなかっただけと答えるかもしれない。しかし、そんなことを言うなら、人間が病気になるのを前提にして話をしているようなもので、全く話が進まない。時代を経るとともに、人間を取巻く環境が大きく変わってきて、それに比例して人間が弱くなってきたと考えた方が、合点がゆくのではないだろうか。

環境とは一言でいったが、これが実に奥深い。人間を取巻く環境が変わると生活習慣まで変わってくる。便利な人工物の増加により身体を動かさなくなり、利便性、生産性ばかり重視したがために食品までが添加物や農薬といった人工物により汚染されている。また、医療においては、なぜ病気になったかの根本的原因の追究よりも毒物と同等のものを体内に入れて症状をおさえることに躍起になっている。

医師側ばかりを責めるわけにはいかない。自分で病気になった原因を追究しないで、堕落した生活を改善しようと努力もせず、病院に頼るといった他人任せの患者さん自身にも責任はある。治療する側は薬を渡してあとは知らん振り、治療をされる側は努力もしないで他力本願、こんな状態だと、また同じ間違いを繰り返し、身体は汚れていくばかりで悪循環である。さらに言うならば、環境が変わると物事の考え方といった思考回路までもが変わってきてしまうので、いくらこちらが説いても軌道修正しにくくなる。

人間を取巻く環境と先ほどから述べてはいるが、人間を自然界の中心と考えていては、これから先に述べる〈自然医学〉の考え方が御理解頂けないだろう。人間は自然界に存在する様々な自然物と絶妙なバランスをとりながら生存している。今や、人間中心の考えが強く出ているため、人工物があふれかえっている。自然物と人工物とのバランスがとれているならまだ危害が表面化しないですむが、人工物が多くなり過ぎると自然界がうまく廻らなくなる。よって、人間も自然界の中の一部なので影響を受けてしまう。病気はその現れで、自然界が我々人間に危険信号を点滅させて教えてくれているのである。

森下氏の問題提起

森下敬一氏は一九五〇年代より病気の根源を食生活の堕落、西洋医学一辺倒の現代医学の医療等にあると現在に至るまで指摘し続けている。それを医療界は無視し、新聞で取り沙汰された記事に大衆が気を引くのは一時だけで、あとは時間とともに関心は失せて忘れ去られてしまう。しかし、一部には〈自然医学〉の重要性に気づいて現在も苦しむ患者さんに手助けをしている方々もいる。医療家だけでなく主婦レベルでも食事の重要性を説いて、多いに人助けに貢献なさっている方もいることは実に心強い。病気にかからないようにする理屈は、そんなに難しくはない。治療家がいくら難しい専門知識を並べても、主婦の簡単な食事指導で病気が予防できたり、治癒したりする。〈自然医学〉的治療に、治療家、一般人との垣根は存在しないのである。

〈自然医学〉は国内にとどまることなく世界が求めている。主にアジア諸国になるが、欧米でも一部の人々の間では受け入れられている。最近の状況では、二〇〇四年、〇五年と韓国の国立のソウル大学や朝鮮大学等の教育講演や米国自然医学会の台湾での講演等が開催された。私が二〇〇五年に森下氏の韓国訪問に同行した時、自然医学的療法を採り入れた病院を韓国にも設立しようといった話までがなされていた。このような動きはますます盛んに続いていくことであろう。

自然医学的思考で生きている人たちは、じつに気持ちよく人生を謳歌している。〈自然医学〉が世界に広まっていくと病気は漸次減少していき平和な世の中になるであろう。病気だけでなく、犯罪、戦争など憂慮するよう出来事ばかり増加していくこのご時世だからこそ、〈自然医学〉の必要性を強く感じる。

異端とされた森下敬一博士の偉業

森下氏は、かつて生理学の世界を大きく揺るがした人物である。森下氏は昭和二〇年〜三〇年代に非常に可能性を秘めた新学説を説いたが、官僚も医学界も、それを真摯に受けとめなかった。

日本の医学は西洋医学一点張りで、西欧から生まれた理論をほとんどそのまま輸入して発展に至っている。その状況下、森下氏の斬新な学説は、当然異端視され、西洋医学がはやっている時代には受け入れがたいものがあった。

このような事は、医学の世界だけではなく、物理学界、化学界等でもある。しかし、もし新説が真実にもかかわらず、旧説にこだわり続けるとしたら大変なことである。世の中が間違った方向に進み発展を遂げたとしても、その発展は虚構であり、遅かれ早かれ崩れ去ることになるであろう。虚構をいくら発展させても堂々めぐりである。後になって気付いた時の損失は多大なものになるに違いない。

日本人がノーベル賞をもらったとか、オリンピックで日本がメダル何個とったとかで競い合うほど日本の実力を誇示したいのなら、森下氏が行ってきた研究成果をもっと検証して、日本に凄腕学者がいることを世界に知らしめるべきであろう。塗り替えられた学説の例として、天文学において、かつて定説であった天動説から地動説へと変わっていったことが挙げられる。新説が認められるまでに何年もの年月を待たなければならなかった。

このように時間がかかるのは、いろいろな要因が考えられるが、大きくわけて二つ挙げてみる。一つは、新説を認めてしまうと、定説によって成立していたものが全て否定されてしまうので、これによる社会的に経済的損失が非常に大きくなるため、事実として心の中では認めてはいるものの、あえて新説については触れたがらない。要するに、見て見ぬ振りの姿勢である。よって、内容があっているだけに、世の動向に矛盾が生じてくるのも当然であり、医学の世界ではこの矛盾が頻繁に起こっている。

もう一つは、新説を生んだ学者の能力がずば抜けていて、その時代の定説を信じている方々の能力を超えたところより生じる発想なので新説が理解されないでいる場合である。これは、時には気違い扱いされて全く無視されてしまう。ところが、その中には、すばらしい宝物があることもある。これを塵同然に扱って闇に葬られては実にもったいない話である。後者なら仕方ないにしても、前者の考えがまかり通っていてはやり切れない。

学問として確立し体系化されていく裏には多くの骨折りがある。論ができあがるまでに、学術的に厳しいふるいにかけられて残ったら、学問として体系化され世に認められる。このようなヒエラルキーを有した考えは、科学的には必要なことであるが、そのふるいが問題である。学術的に検定をかけて仮説の有効性を検証することに関しては賛成だが、政治、権威といったふるいだけは勘弁してほしい。学問の発展の妨げになってしまう。しかし、このような黒幕、黒いふるいが現存していることは、様々な社会的矛盾を鑑みればおわかりであろう。そんな状況下、妥協、迎合を許さず信念を貫き通した医師が森下氏である。

森下氏が現在に至るまで数多くの業績を残してきた。その歴史的事実を知ることは、今後の医学界の発展の上において大いに役立つと考えられる。以下、その要点を紹介してみよう。

2 森下自然医学理論の原点

森下自然医学理論の柱は、骨髄造血説の否定と腸造血説、白血球の血球由来説と血球の分化説、ガン細胞の血球由来説より成り立っている。これらの説は密接に結びついている。一九四〇年代後半～五〇年代にかけて森下氏は血液生理学の研究を皮切りに、食と血のつながりについての生理学的研究に没頭する。そのなかで、血球分化説、細胞新生説など新しい理論に到ったのであった。

新宿御苑の池に生息する食用ガエルのオタマジャクシの血球観察が森下氏の学説の原点となった。医学生時代、森下氏はオタマジャクシにある疑問をもったのである。

「手足のあるカエルとないオタマジャクシが、なぜ、血液の状態が同じなのであろうか。」

この素朴な疑問に対して、オタマジャクシには骨髄がほとんど無いわけだから、血液は骨髄とは別の組織で造られるに違いないと考えた。

現在、血液はどこで造られているかという質問を、医学関係に従事している方にしたら、おそらく口をそろえて骨髄と言うだろう。それは当然であり、そのように教科書に書かれているから、普通に学習したらそんな事に疑問なんか持たないだろう。しかし、森下氏は鋭い感性で自然を見つめていたので、定説に固執することなく、あくまでも自分の感性を信じて疑問を持ち続けた。

森下氏は造血が行われる別の組織を、骨髄のない腔腸動物、環形動物といった原始的な動物にも血球が存在することより、腸管に求めたのである。そして、腸造血理論が誕生した。学説の内容の詳細をご覧になりたい方は、『自然医学の基礎』（美土里書房）の一読をお勧めする。これは、医学的知識をお持ちでない方でもわかりやすく読むことができる。また、学術的にさらに掘り下げて把握したい方は、『血球の起源』（社団法人生命科学協会）を参照して頂きたい。

『血球の起源』は、生体の中を縦横無尽に駈けめぐる血球の重要性をとことん追い求めた名著で、一九六〇年に世に送り出されている。本を開いて、驚くようなことばかりが実験という裏付けとともに記されている。腸造血学説は、根拠があるから自信に満ちあふれている。読んでいるうちに、吸い込まれるように血液の世界に入っていける本である。

腸造血理論

血液の研究のあらましを簡単に説明しながら、腸管造血理論を説明してみよう。現在、大学医学部で教わっている骨髄造血説はいったいどこから来たのであろうか。

骨髄造血説は、一九二〇年代～三〇年代にカニンガム、ジョルダンらの実験で、ニワトリやハトの骨髄組織における造血現象を確認したところを起源とし、この実験結果を土台にして、骨髄造血理論が誕生した。しかし、ここに大きな落とし穴があった。それは、その実験動物が一〇日間絶食させられ、いわば飢餓状態にあったことである。このように、この理論は、生体が非生理的条件下におかれた実験より生まれたのである。この事実だけでは、非生理的条件下による骨髄造血説を肯定することはできるが、腸造血理論の否定をしたことにはならない。

現代医学の見解である骨髄造血が成されている場所は、四肢の骨である長管骨がほとんどであり、そこは年齢を重ねるにつれて赤色骨髄から黄色骨髄という脂肪組織に変わってしまう。骨盤や脊椎以外の骨は比較的早くに造血機能を失ってしまう。骨と比較して表面積的にも莫大な広さになる腸管に造血機能を求めるのが自然ではないかと森下氏は考えたに違いない。

この疑問を見事に払拭してくれた実験が、森下氏によるウサギ（家兎《かと》）による骨髄血管結紮実験である。ウサギの四肢骨にある骨髄と連絡する血管を結紮または焼灼することによって骨髄と血管との通路を完全に断絶させた。骨髄造血説が正しければ、血球を産生すると言われている骨髄との連絡通路である血管を遮断してしまったのだから、全身を巡る血球が足りなくなり、何らかの症状が出るはずであるといった理屈である。疑問の余地もない実に簡単明瞭な正当な理論である。その結果を以下に記す。

「赤血球はこの骨髄血管の結紮によって、大約四〇％ばかりの減少を一過性にみせるが、それは一〇日間ないし二週間でほぼもと通りに復元する。また白血球は、赤血球とは正反対に大約二倍の増加をみせ、やはり二週間ぐらいでもとに戻る。いま述べた赤血球の減少は、一見、骨髄で生成された赤血球の循環血液中への流出阻止のようにも思える。しかし、赤血球と同様に、骨髄で生産されているといわれている顆粒白血球が、赤血球の減少とは逆相関性に増加するところをみると、この場合の変化を、骨髄でつくられた血球の足どめ現象であると理解するわけにはいかない。」（『血球の起源』より）

これはいったい何を意味しているのか。定説を白紙にして柔軟に考えれば、骨髄造血のみを肯定するのは苦しくなってくる。ウサギは哺乳類で陸上動物なので、造血機能を考える上で人間とそんなにかけ離れていない。その他、戦争で上肢や下肢が切断された負傷者の血液を観察し、赤血球の量が健康正常人と変わらないどころか、逆に多いというデータも得ている。

森下氏の著書『自然医学の基礎』の表紙を飾っている腸造血を裏付ける切片標本の写真には、はっきりとモネラが赤血球を孕んだ赤血球母細胞へと連続的に変化している様子が映し出されている。モネラとは、細胞の形をしていない生命、いわば原形質物質のことをさし、かつてドイツの生物学者ヘッケルが無機質と生命徴候があるものとの溝を埋めるために考案した概念である。モネラについては、賛否両論があるものの、生命の起源を考えるうえで決して見すごすことのできない概念である。森下氏は、モネラを食物がドロドロになった粥状のもの（食糜《しょくび》）とし、これを食物と生命の中間形態として捉えている。

ヘッケルは「卵黄球は自然に孵化し赤い斑点ができる。これは、紛れもない赤血球であり、これらがやがてつながり血管となっていく」と、卵黄を栄養として赤血球が自然発生し、生命とは食物由来であることを示唆した。よって食物如何によって生命が大きく変わってくる。生きた食物から生きた血球、体細胞が生まれる。ここに生命の連続性を感じさせる。

赤血球からリンパ球へ――血球分化説

腸造血理論と関連させて、血球分化説を森下氏は主張している。これを裏付ける多くの研究成果が、日本生理学会で発表されている。小腸でのモネラから赤血球母細胞そして赤血球への発展分化に止まることなく、さらに赤血球から様々な体細胞へと分化していくのである。

赤血球から白血球であるリンパ球が産まれる理論については、私は森下氏の著書より知ってはいたが想像の域を出ることはできなかった。しかし、かつて森下氏が撮った血球分化に関する動的な映像を拝見させて頂くことによって、想像の世界を打破ることができたのである。一九五七年に行われた研究内容の一部（カエルの有核赤血球のゆくえについての内容）をビデオで見せて頂いた。私は固唾を呑みながら、やや興奮気味に瞬きするのを惜しんで映像の前にかぶりついた。その内容は、まさしく森下氏の書籍どおりの内容が映し出されていた。古い映像だが、赤血球から見事にリンパ球が誕生しているのを約一コマ／五秒のシャッターにおける連続撮影により、はっきりと血球が活き活きと動いているのを捉えている。カエルの脈打つ心臓より採取された一滴の血液より標本を作ることから始まり、その後、顕微鏡の視野での映像が続く。

映像をじっと見ていると、一つの赤血球から合計四つのリンパ球が生成された。一つのリンパ球が生成されるのに約五分かかり、その後、全過程を終えるまでに約一時間かかるそうである。赤血球の膜が破れ、細胞質だけでなく一部核成分も流出して、次第に別の細胞として独立して成長していく。後で、どんどん細胞質が肉付けされ、リンパ球が大きくなっていく。中には、赤血球の細胞膜が後退していって、それがあっという間にリンパ球になるものもある。これは、まさしく変身といっていいだろう。

赤血球（カエルの有核赤血球を用いている）から白血球が新生する過程には様々なものがある。前述したシーンを字面より想像して頂きたい。一つの赤血球よりリンパ球が四個生まれ、顆粒白血球なら一個生まれる（変わる）といった分割方式の新生である。次に、赤血球の中身である細胞質が流れ出て、それらから自然と核が発生していき、やがて顆粒白血球になるといった流出方式である。最後に、赤血球の核の表面より発芽するように成長してきて、大きくなったらやがて分離して顆粒白血球となるといった発芽方式である。一般的なものは、流出方式であるらしい。詳しくは『自然医学の基礎』『血球の起源』を参照して頂きたい。

身体をぐるぐるめぐっている血液には壮大なドラマがあり、カエルの生きた一滴の血液には真実が隠されている。その真実を見破るかは、信念で決まってくる。研ぎ澄まされた森下氏の観察力に答えるか如く、カエルは真実を教えたのであろう。

この映像を撮るために、森下氏は、撮影機器も自分で考案して作成した徹底振りである。この機器が当時、東京都の発明大会で優勝したのである。今は科学も進歩し、精密機械の精度が上がり、当時と比べると測定のしやすさに雲泥の差があるに違いない。にもかかわらず、この学説が表に出てこないのは、ほとんどの学者が、この学説に興味がないか、知らないかのいずれかであろう。しかし、たとえ技術が進歩しても、赤血球から他の血球に変わるのを撮影する事は、根気が要る作業に変わりはない。森下氏は当初の研究の苦労について語って下さった。

「ほとんどのフィルムは溜まりに溜まって、ゴミ箱行きであった。とにかく、辛抱強く、赤血球が白血球になるのを待つしかない。プレパラートにのった何十万もの赤血球のうち、たった一視野について一〇個ほどの赤血球を選んで観察し続ける。確率的にいって非常に低い。ましてや、その選ばれたものが必ず動きを見せるかわからない。確率的に言ったら一％くらいだろう。」

この撮影の内容の過酷さがひしひしと伝わってくる。私は凄いものを見てしまったと、終始鳥肌がたってしまった。そんな動きやすそうな赤血球をどのように選んだのだろうと疑問に思った私は、続けて質問した。

「ある時、視野を変えながら赤血球を眺めていると、一瞬、リンパ球を一つ産んだ赤血球が目に入ったので、急いで、シャッターを下ろし始めた。」

このときの森下氏は、大海原に遭難している小舟を発見したような感覚なのではないかと勝手に私は思っているのだが。偶然見つけたようなことを、森下氏は言われたが、鋭い感性と地道な基礎研究があってこそ、このチャンスをものにしたのである。この気の遠くなるような研究は、機械任せでは見つからなかったであろう。

生理学実験の落とし穴

現代医学は、生理学、病理学、解剖学といった基礎的な実験をもとにして成り立っている。しかし、その実験は、当然、生きた人間において行うことは倫理上できないわけで、マウスやラットを使うことになる。ここに、人間ではないという大きな隔たりがある。そして、一番の隔たりは、試験管実験と生体実験との隔たりではないだろうか。試験管中（インヴィトロ）と生体中（インヴィーヴォ）では、起きることは全く同じとは言い切れない。人体とは、パソコンなんて比較にならないほど複雑な構造を持っている。生理的な機能面においては、様々な複雑な環境要因により様相を変えるので、詳細を正確に把握するのは困難である。

ちなみに、ガン細胞が細胞分裂を起こすことは、試験管の操作された環境内だけに生じるのであって、生体内のガン細胞が分裂をしたのを確認した人は誰もいないはずである。それに、細胞を顕微鏡で観察する時など、細胞を生体から切り離すわけで、もうこれは正常細胞と異なるものである。森下氏はつぎのように述べる。

「生きているカツオと花ガツオとの違いのようなものだ。花ガツオを顕微鏡で調べながら、海の中を勇然と泳いでいるカツオの、生きている組織活動の実体を知ろうとしているのが、現代医学のやり方だ。そんなこと、土台できるわけがないのである。カツオブシの場合は、まだしも割合自然な方法で乾燥させている。それに対して、医学的な研究においては、とくに病理学の研究においては、観察する細胞に対してかなり不自然な操作を加えている。」

死体と生体は、たとえ外見同じに見えても、別物であると同様に、生体内での組織と生体から切り離された試験管での組織では、全く別物なのである。試験管内組織が生体内組織と別物だとしても、医学の貢献のために、これを利用して真理を追究していく姿勢はすばらしいことである。ただし、試験管内組織であるという事実を引き算して考えるのを忘れてはいけない。

また、実験生理学の始祖、クロード・ベルナールは、生理学での平均の使用は、生物学的な機能的現象の本質的に動揺しやすいリズミカルな性格を消してしまうとしている。これは、一八世紀フランスの解剖学者・生理学者ビシャの伝統を受けついでいるといってよいだろう。

「人はあれやこれやの被験個体から無造作に取り出した尿や、唾液や、胆汁等を分析する。そしてそれらの検査から、動物化学が生まれる。それはそれでよい。しかしそこには生きている動物についての生理学は存在しない。もしこういってよければ、それは流体の死体解剖学である。それらの生理学は、流体がそれらの各器官の状態に応じてもつ無数の変化についての知識から、組み立てられるものである」(ビシャ『生と死の研究』、カンギレム『正常と病理』一三〇ページによる)。

単純な試験管内の世界で起きたことを、複雑多岐な生体内にも当てはめようといった発想はあまりにも短絡的である。生体内を断片的に見れば一部成り立つ世界もあるが、西洋医学における目まぐるしい学説の変遷を考えると、生体内の複雑な機構を誤った方向で解釈している一面もあるのではないだろうか。

また、血液型の変遷の問題も興味深い。骨髄移植では血液型は変化するが、それ以外では、普通そのような現象は考えにくいとしている。メンデルの法則を万能主義とするなら、当然至極である。しかし、血液型が変化した現象を森下氏はシベリアで確認してきている。そのシベリア人は極限の飢餓状態にあったらしい。人間に限らず生命は非生理的条件下では、想像できないようなことが起こると考えられる。

血液に関する内容でもう一つすると、森下氏は白血球の血球算定法についても言及している。現在の血液検査で調べる白血球の数は、生体内を流れているその数と同一視できないとしている。それは、白血球が赤血球より生成されることを考えると、採血の際に、何らかの非生理的条件が介入するので、本来のものとは異なってしまうと述べている。

さらに、バクテリアファージを用いた遺伝子研究についても疑問がある。昔より存在していたバクテリアといった小さい生物は、重力の一万五〇〇〇倍の力に耐えられる強靭な生命で、同じ生命だからといって、これを利用した遺伝子研究を直接人間にあてはめるわけにはいかない。最先端の医療になればなるほど、非生理的な条件が課せられてくるのはおかしな話である。いずれにせよ、生理学実験で結果を得ることと、人間本来の生理的条件下で、体内で起きている複雑な機構の真実を知ることとは別なのである。

森下氏は、血球分化については、映像としてとらえることに成功した。しかし、腸造血については、動態観察をするのは至難の技であると、森下氏から以前、伺ったことがある。人体を実験するわけにはいかないので、同じ哺乳類であるウサギ（家兎《かと》）を用い、動的に腸造血の実態をつかもうとウサギに腹窓を設けての研究を行ったが、やはり難しいとのことであった。ウサギはだんだん弱って死んでしまうし、この状態で得られたデータは、非生理的であり本来のものとは異なるものである。これでは、飢餓の鳩の非生理的条件下で生まれた骨髄造血説の二の舞を演じてしまうことになる。森下氏は、腸造血の動的画像を撮ることはできなかったが、切片標本を作ることには成功した。研究者でない私が申し上げるのも僭越だが十分であると思った。森下氏の次の一言が印象的だった。

「もしかしたら、この先、ずっと解らないかもしれないなぁ……」

3　理論から臨床へ――〈自然医学〉の発展――

お茶の水クリニック

森下氏は現代医学の枠を大きく飛び出し、大海原に一人、船出することになった。あれほど医学界で騒がれた森下氏が、日本の医学界に突然見切りをつけたのは、頭が堅い医学界を相手にしても時間の無駄だと、おそらく考えたのであろう。新しい学説を説いている間に時間は無情にも過ぎていき、ガンをはじめ多くの患者さんが死んでいった。そこで、食事療法を中心とした前代未聞の新しい医学理論に基づいた医療を開始するのであった。

水道橋駅を降りて水道橋を渡り、都立工芸高校を右手に急な忠弥坂を登りきって少し歩くと、左手に白い古めかしい建物がある。森下氏が院長を務めるお茶の水クリニックである。ガンの患者さんをはじめ多くの病院で見放された方々が、この坂を一筋の希望の光を持ちながら登ったことであろう。

私も約三〇年前に、この急な坂道を登ったことをおぼろげに覚えている。私は、一卵性双生児の未熟児で産まれ、体も弱く風邪をこじらせてばかりいた。扁桃腺が腫れて体中に毒素が廻るから扁桃腺を切るしかないと言われ、どこの病院へ行っても返ってくる返事は異口同音であった。私は当時三歳だったので、身体に何が起きているか全くわからず、ただ親の言うとおり行動した。母親はそんな簡単に扁桃腺を切るといった事はおかしいと、素人ながら思ったのであろう。そんな時、あるきっかけで森下氏を知り、当時住んでいた大阪から新幹線で東京へ来たことを覚えている。

それ以来、徹底した玄米菜食生活が始まった。幼稚園は給食であったが、一切口にしないで、お弁当を毎日持参した。主に、玄米雑穀のオニギリと、おかずには、ちょっとした青菜や海藻類の類のものであった。幼少の頃、自分だけ他の人と異なるのは、馴染むのに容易ではなかった。友だちが真っ赤なソーセージや真黄色の卵焼きを食べているのを羨んだ覚えもある。しかし、あれだけ病弱だった身体がここまで健康になれたのは、あの頃の食生活無しではあり得ないと考えている。

母の判断は正しかった。当時、もし現代医学の病院にかかって治療を受けていたら、風邪の引きやすいひ弱な体質になっていたに違いない。性格だけでなく肉体的なものも含め人間形成には、幼少の頃の影響を多大に受ける。味覚もそうである。幼少の頃に体験した食生活が後々、様々なところで影響してくる。

世間的に立派な病院といったら、玄関が華やかで、良く冷えた自動販売機、洋食が食べられるレストランが併設されていて、いかにも近代的なイメージである。ところが、お茶の水クリニックは今も昔と様子が変わらず、立派な近代的な設備などはほとんどない。夏でも窓を開けっ放しにして自然の風が入ってきて、夏には蝉の鳴き声が診療室内に響き渡る。どこかの町医者の雰囲気である。かっこうは関係なく中身で勝負しているところが、このお茶の水クリニックである。

生命の本質、真理は一つであるから、これをもとにして生まれた医療は本物である。決して、どんな時代になろうが、その医療はすたれることはない。本物は、誰が何と言おうと最後まで残るであろう。〈自然医学〉の理論は、五〇年前から何ら変わっていない。本物だから変わりようが無い。現代医学の学説がコロコロと変わるのはなぜか。それは、人間を細かく観察する技術は高くなってきているかもしれないが、生命の本質を理解しようとしないからである。現代医学は症状ばかり追いかけて、生命の本質を見ていない。よって、治療方法も症状に対しての対策法を考えることに躍起になってしまう。症状とは生命の本質より生じる表面的なもので、表面ばかり追いかけていると生命の本質を正当に理解する事を忘れてしまう。

現在、自然食物をとり、化学薬剤は止めなさいといった風潮が世に根づいていることは、森下氏が全国的に〈自然医学〉運動を展開したことによる影響が大きい。このような全国的展開だけでなく、アジアを中心とした世界的運動に広がることができたのは、医学的根拠がありかつ臨床での成果があったからである。その学術的根拠は、一九五〇年代より長い時間の地道な基礎研究によって確立された。森下自然医学理論は、当時、日本では受け入れるには難しく、結局、医学関係の学会で発表はしたものの、ほとんどの学者が真摯に受け止めることはしなかった。医学界が森下氏の理論を認めてしまったら都合が悪いので、無念にも潰されてしまったのである。

その頃、医学界はガンという病に悪戦苦闘していた。森下氏はガンの他、多くの病を、食という単純な生活習慣を見直すことによって治癒に導いてこられた。人間の本能の一つである食に焦点をあてたことの意義は大きい。日本人は、西洋栄養学の真似事で肉、卵、牛乳といった動物性蛋白質を取り過ぎているために、体質が悪化し、その延長上にガンなどといった現代病になってしまう。こういった食生活を正して、日本人にあった自然的な食物を摂ることの重要性にいち早く目をつけたのが、森下氏である。

昨今、一般大衆が、薬漬けの西洋医学を危うく感じている時代となり、何事においても自然派思考になり、自然食もかなりブームになってきた。無添加食品、有機野菜、良い水等が受け入れやすい時代になってきているだけに、慎重に考えていきたい。なぜ、自然食が良いのかを冷静に考えていくには、森下氏の研究から学ぶのが一番の近道と感じている。このように感じるのは、私が約三〇年間実践した体験にもとづいている。

現在、薬剤医療の副作用や薬剤に対しての耐性菌の発生、医原病など、患者さんは西洋医学に不信感を抱きはじめている。これは、患者さんが、自然の生命観をもう一度見つめなおす時代になってきたとも言える。また、西洋と対極を成す東洋的な発想に基づいた治療が受け入れ易くなったと考えることもできる。

〈自然医学〉を裏づけるマクガバン・レポート

一九七七年、アメリカのマクガバン・レポート（以下、Mレポート）が一世を風靡した。正式名称は米上院国民栄養問題特別委員会報告書で、約七年の歳月をかけ、膨大な予算によって調査された五〇〇〇ページのレポートである。

Mレポートは最終的に得られた結論として、「現代医学、現代栄養学は、重大な誤りをおかしていて、不自然な食事が、ガン、糖尿病、心臓疾患を生んでいる。現代医学はこれらに対して無力であり、アメリカ人は、この事実を認めて、食事内容を改めるべきである」としている。Mレポートの委員長であるマクガバン上院議員は、医療費の増加についての具体的数字に触れ、アメリカの経済破綻について警告を発している。

Mレポートが出される一七年前の一九六〇年には森下氏の著書『血球の起源』が出版されている。一七年経ってようやく森下自然医学理論の正当性が一部認められた。

ここで誤解を避けるために書き添えておくと、Mレポートと森下自然医学理論は同一のものではない。Mレポートは、あくまでも疫学的調査にもとづく。Mレポートは、人体に絶対必要な塩分に対して短絡的に減塩を推しているところなどを見ると、栄養成分といった分析型の思考にこだわり過ぎている感じを受ける。ガンについても具体策について言及していない。（ガンについては、Mレポート発表の五年後に全米科学アカデミー勧告がなされている。しかし、これも基礎理論はなく調査のみでの勧告である）。基礎研究をもとにして生まれた策ではないので、森下氏の説く対策法と異なっても仕方ないことではあるが、こり固まったアメリカの現代医学、栄養学にメスを入れたマクガバン氏の勇気ある行動に感服である。

と同時に、日本でも自然食をすすめる医師が多く出てきてはいるが、しっかりとした理論のもとに患者さんを指導しているのか、単なる栄養学的な側面だけをみた付け焼き刃的な方法で指導しているのか気になるところである。

選手の体質改善に挑んだ広岡達郎氏

ライオンには瞬発的なパワーはあるがシマウマにはそれはない。しかし、シマウマにはライオンには負けない持久力がある。これは、力技であるレスリングといったものは肉食中心の白人が強いが、マラソンのような持久力を必要とするものは圧倒的に植物性食品を多く採る黒人が強いということと重ねることができよう。

このように、食生活の影響はスポーツの勝敗に大きく影響している。そこで、野球界で活躍された広岡達朗元野球監督の話をしよう。

野球というスポーツは、個人で行うプロレスやボディービルなどとは違って、皆で一丸となってやらないと勝てない団体競技である。団体競技は組織力が必要であり、協調性が問われる。すると、食生活がバラバラの選手で組織化されたチームよりも同じ食生活で組織化されたチームの方が、組織力がアップすると考えるのが自然であろう。

広岡氏はどうにかしてパワーを結集するために、選手に対して意識改革の指導を行おうとした。どのような手段で行ったかは、広岡氏の著書『監督論』で言及している。

《食生活の改善から手をつけることに決めた。合同自主トレーニングの午後、選手だけでなく夫人にも参加を呼びかけて「自然食」の講習会を開いた。講師は旧知のお茶の水クリニック院長、森下敬一医学博士である。森下先生の理論は血液が底流にあって、中村天風の説に似ていた。天風氏が自分の体験に基づいて訴えるのに対し、森下氏は医学的に理論を展開した。講習会での森下医博の講義を要約すると、こうだ。

「今までスタミナづくりには、肉が欠かせなと言われていた。とくにスポーツ選手は肉をたくさん食べなければ肉体が維持できないとされてきた。実際はその逆で、肉の偏重は血液を酸化させ、疲労を招き、けがを誘発させやすくする。白米は精米の段階でビタミン類が失われる。これに対して玄米や雑穀類は栄養価が高いうえに、自然治癒力を促進させる。魚介類、野菜、果物で栄養のバランスをとったほうが身体にはいい。之は酸性体質からアルカリ性の体質づくりです」。森下医博は、白米や防腐剤、精製された塩、砂糖を追い払い、肉を減らし、玄米、豆腐、小魚、豆乳などを多く摂ることを奨励した。

ところが、担当記者たちは「肉を食べないライオンズ」、「肉は腸のなかで腐る」などと書いた。あのころ、アメリカでは上院栄養問題特別委員会の調査をもとに「いまの食生活では早死にする」という本が出版されていた。私はこの自然食を若手選手の合宿、キャンプ、さらにペナントレースが始まってからの遠征先の宿舎でも採り入れることにした。いまでは、どの球団も自然食を基本ベースにしている。欧米では、すし屋が大繁盛である。

医学の原理では「骨髄造血」が主流だったが、彼は「腸造血」を説く人だった。よい血を造るもとは腸であって食べ物を間違ってはいけないのだと言った。

私は血というものが骨髄でできようが、どこでどのように造られようがかまわない。食べ物がいい加減なものであって、骨髄が主流になってはおかしいというのが自分流の解釈だった。私は森下氏説がすきだった。》

このような内容を実践したことが功を奏して、広岡氏は球団を何度も日本一に導いた。以前、広岡氏と何度かお話させて頂いたことがあった。意外にも東洋医学に対する理解がかなりあったことには驚いた。広岡氏の野球界に対する批判は、森下氏の医学界対する批判と重なり、どことなく森下氏と通ずる力強さを感じた。もちろん、世間からの風当たりは強く異端視されるが、決して迎合せず堂々としている。

世界的長寿郷が〈自然医学〉の正当性を実証

森下氏はガン患者が大勢押しかけるクリニックでの診療の合間を縫って海外へ飛び、長寿者の食生活を中心に様々な角度から調査を進めてきた。調査回数は既に五〇回は軽く超えており、七〇年代後半から八〇年代にかけての長寿郷調査より様々な事が判明した。長寿郷の詳細についてお知りになりたい方は、『シルクロード長寿郷』（出版芸術社）、『長寿学入門』（美土里書房）、『世界の長寿食』（出版芸術社）を推薦する。

世界中で、百歳をこえるような長寿者が格別に多い地域が、長寿郷として知られている。たとえば、人口一〇万人対の百歳長寿率（生存者にしめる一〇〇歳以上の割合）で見ると、アゼルバイジャン四八・三、グルジア三九・三などが知られている。これら長寿郷は、たんに長寿者が多いというにとどまらず、これら長寿者たちが、生き生きと健康に生活し、労働に参加していることが注目に値する。

森下氏は世界三大長寿郷と言われているコーカサス三国（グルジア・アルメニア・アゼルバイジャン）、フンザ（パキスタン）・ビルガバンバ（南米エクアドル）の他、新たな実地調査に挑んだ。その結果、中国の新彊ウイグル自治区を第四の世界的長寿郷（一九八四年）、同じく中国の広西自治区の巴馬《パーマ》を第五の世界的長寿郷（一九九一年）と認定し、次々と新たな桃源郷を発見した。また、ユーラシア大陸を横断しているシルクロードが、長寿のベルト地帯であるといった「シルクロード長寿郷」の新概念を提唱した。

以上の実績より、世界的にも有名なグルジアの長寿学会が、森下氏を外国人初の名誉会員として推挙、アプハジア長寿学会、アルメニア長寿学会もその後に続いた。

一九九四年二月二六日・フジテレビ系列で「桃源郷　巴馬をゆく」が放映された。それに続き、一九九五年九月一六日には、「シルクロード長寿郷をゆく・砂漠の楽園ホータンのナゾ」一九九八年九月一二日には、「シルクロード長寿郷をゆく・グルジア・中国一〇

○歳のナゾ」が放映され、多くの方々が長寿の神秘に触れることができたであろう。こうした地道な長寿郷調査の努力により、森下自然医学理論の正当性を確固たるものにした。
これを裏づけるものとして、マッカリソン博士（インド国立栄養研究所所長）の研究が有名である。これは、食と寿命の関係について餌の違いと健康状態について詳細に研究したものである。以下、その内容を参考までに記載する。

「約一〇〇〇匹ずつのネズミを三群作り、フンザ食（雑穀・野菜）、インド食（穀類・肉・香辛料）、イギリス食（肉・バター・チーズ・白砂糖）を与え飼育し、二年七ヶ月（人間では六〇歳にあたる）経ってから、解剖をしたら、フンザ食のネズミは、完全無欠な健康状態であるのに対して、インド食では、胃腸障害、貧血、肝炎、腎炎、脱毛などが起きていて、イギリス食では、それらが頻発し、さらに脳、神経系の異常、精神異常を来たし、共食いをはじめた。」

これより、食物は単なる栄養学的な面だけでなく、精神的な面においても多大な影響をもたらすことになるので、食の重要性は計り知れない。森下氏が再三、日本で説いてきた消ガン食の正当性が長寿郷の食生活を調査することによって、より明確になったのである。

現在、日本では栄養学が西洋かぶれし、西欧食がもてはやされ、東洋と西洋の食文化が入り乱れている。西洋人の食文化を肉食と決めつけるわけではないが、西洋の食文化と東洋の食文化は明らかに違うのである。食文化とはその土地に土着したものであり、唯一無二のものである。食をはじめ様々な面において、この道理に背くとことは自然の摂理に対する大罪であり、いつか病気といったもので身をもって贖罪することになるであろう。

三里四方で採れたものを食べる、身土不二《しんどふじ》――人間の体は土と一体であるといった考えを大切にしなくてはならない。すなわち、これは自然的手法である森下自然医学に帰結されるのではないだろうか。

また、多くの長寿郷調査の結果、長寿に至らしめる栄養素や元素といったものが見出せなかったことより気という概念を取り入れたラジオニクス的手法を用い、見事に長寿たる所以の説明をつけることに成功した。少し語弊があるが端的に言うと、物質が持っている固有の波動を測定したのである。つまり、元素といった唯物的な見方では限界を感じたことによりとった手段であり、一般的な認識では非科学的と捉えられがちだが、相関関係を見出せた以上、たとえ肉眼的に捉えうることができなくても、評価に十分値する内容と解することができよう。

高尾の小高い丘の上に森下国際長寿科学研究所がある。多くの植物に囲まれていて、四季を思い存分満喫できる場所である。様々な植物に囲まれた階段を少し昇ると、淡いピンク色のシーサーが迎えてくれる。真正面には、白い建物が堂々と重厚な趣を呈して、暖かく客人を迎えてくれる。

研究所内を見渡すと、今まで行ってきた数々の功績の足跡がよく解る。一九四〇年代の基礎研究にはじまり長寿研究に至るまでの過程で生まれた気の世界は、これからの医学の最先端を行く新しい分野であり、ここ高尾で研究されている。

梅雨時、研究所の庭先に雑草が生えてくる。森下氏はこの雑草を粘土層の土壌を耕すのに利用するため、わざわざ、そこに雑草を植えなおす。自然界には無駄がなく、自然は常に循環している。

ふと、庭先を見ると野生の淡い桃色のランが咲いていた。きれいなスパイラルを描いて天に向かって伸びている。森下氏はそのランを観て、「植物も動物も絶えず宇宙と交信をしている」と言われた。どんな高名な植物学者や生物学者に聞いても、なぜ、この野生のランがスパイラル構造をとっているかを明確に答えることはできないであろう。この現象も内臓の働きと同様、天の領域なのである。研究所の庭に咲く野生のランは、私に絶えず変化しながら循環している自然界のスパイラル構造を教えてくれた。

長寿郷の世界

現在、日本は世界的にも長寿国と認められている。「寿《ことぶき》」といったおめでたい字が入っている長寿とは、とても聞こえが良い。しかし、我が国の現状が、実際この通りになっているかは疑問を抱かざるをえない。確かに、死ぬまでの年齢は上がってきている。ただ、現在、日本で長生きしている人たちと長寿郷での長寿者とでは、大局的に見て何かが違うと感じる。この何かは、実際、長寿郷に足を踏み入れてみれば一目瞭然だが、一言でお伝えすると、「生きざま」ということになるであろう。

長寿郷と日本に限らず先進国といわれているところとでは、同じ長生きと言っても、そもそも「生の概念」が異なるような気がしてならない。西洋文明が開花している先進国における長生きに貢献しているのは、やはり何といっても西洋医学の技術の恩恵によるところが大きい。不老長寿の薬を開発するが如く、遺伝子を解読し、臓器移植にはしり、技術力により生命を維持させるといった、いわば機械に生かされているロボットのような状態といっても言い過ぎではないだろう。西洋医学つまり現代医学の「生の概念」には、とにかく生かす、何がなんでも生かすといった本人の意思とは無関係な大前提が存在する。この是非はさておき、人体が輸液ルートや気道チューブなどの生命維持装置と何本ものチューブでつながれているスパゲッティー症候群といった冗談みたいな状況が現実であり、さらに、臓器移植、クローン人間といった問題もこの延長線上に存在している。ここまでくると、これは、「寿命」というより「延命」といった方が適切であろう。「延命国の日本」と言うなら納得のいく表現である。とても長寿者とか長寿国といった表現は適当ではないと考え、先ほどから、単に「長生き」と表記しているわけである。

長生きを考えるうえで、必ずついてまわってくるのが、現在直面している高齢化社会という厳しい状況である。高齢化社会に併せて少子化問題ともなると、若者が高齢者の面倒を見切れないということになる。また、医療側も高齢化社会に対応しきれず、てんやわんやの状態である。これでは、高齢者は社会のお荷物であるといったレッテルを貼られてしまうのがおちである。高齢者は社会からリタイアし、もう人生の現役ではないといった雰囲気で余生を過ごす。もちろん、高齢者に肩身の狭い思いをさせてしまうような社会にも問題がある。ここまで話を進めていくと、長生きするということはどういうことか、長寿の概念とはどういうものか、根本的に問いただす必要性が出てくるわけである。

　長寿郷と言われている地域の高齢者は、先述した日本の高齢者とは一味も二味も違う。自分は生涯現役といった意気込みで仕事に精を出している。日本のように、リタイアしたら、仕事はもう十分したからあとの余生は盆栽でもしながらゆっくりと、といった状況とは異なり、百歳を越えた高齢者がニコニコしながら畑仕事に汗を流す。肉体労働だけでなく、玄孫《やしゃご》の子守りもする。これでは認知症になっている暇がない。

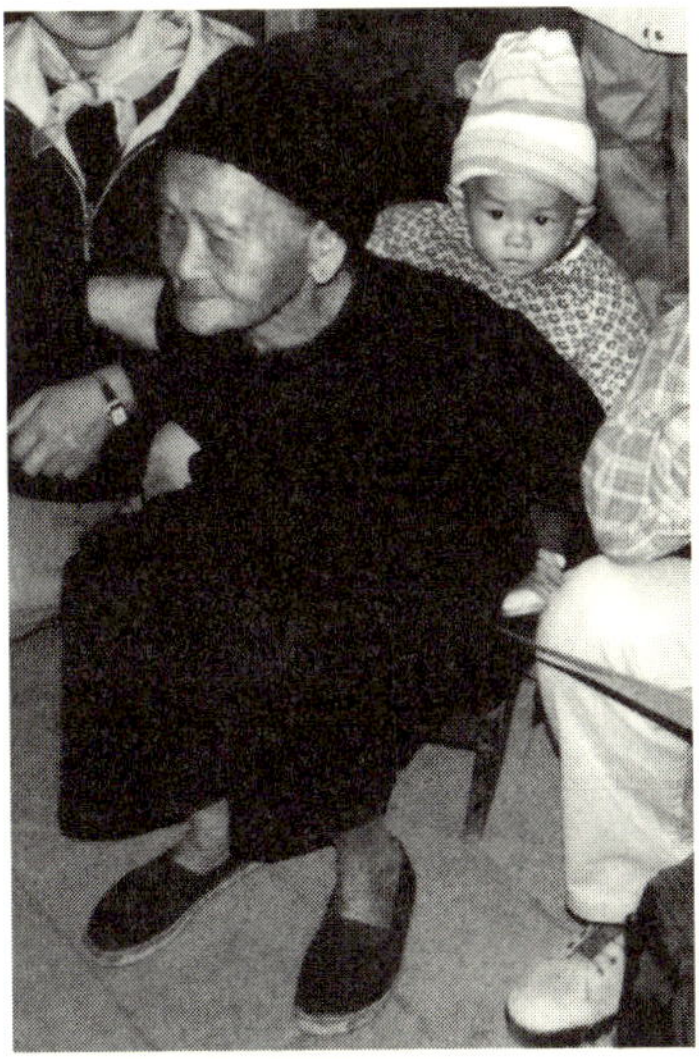

玄孫を背負う黄媽能さん（106歳）。
2003年11月巴馬・平安村にて

　長寿郷での長寿者は、家族みんなで暮らし孤立していない。ここ日本では、高齢者が孤立し、自殺に追い込むような状況が社会問題として騒がれている。社会に必要とされず、家族とは疎遠になると精神的にも荒廃し、廃人同然になってしまう。中国の長寿郷、巴馬を調査した際、私が出会った長寿者は皆、穏やかで陽気な方ばかりであった。この陽気な人柄を造りあげているのは、長寿郷の環境であることに間違いない。

近代社会独特の人間関係による不快なストレスもなければ、環境汚染によるストレスもない。あるのは、畑仕事といった肉体的ストレスによって生じる心地よい疲労感だけである。百歳を越えた機織りをしている高齢者に出会った。シャキッとした姿勢で機を織っている姿は実に見事である。視力の低下もなく、年寄りの雰囲気を微塵も感じさせない。

自然環境のなか、身体をよく動かし、精神状態を安定させ、そして自然の大地の恵みを頂く、これら全てが噛みあってこそ長寿への道が開けてくるわけである。

日の出とともに目覚め、日没とともに床に入る。近代社会にあるようなネオンや人ごみといった雑踏とは無縁の世界で、空気汚染もなく、太陽の光が透きとおっている。

このような生き方をしていれば、ここ日本ではやっている生活習慣病なんてものはありえないわけで、当然、病院だって存在しない。無医村でも健康に生活していくことができるのである。もちろん、ケガ程度のものは生活していればつきものであり、これらは簡単な手当てで済ませている。命にかかわるようなケガや動物による切傷などでは、西洋医学の外科医学は威力を発揮するが、長寿郷にはそのような救急救命医療は存在しないのも事

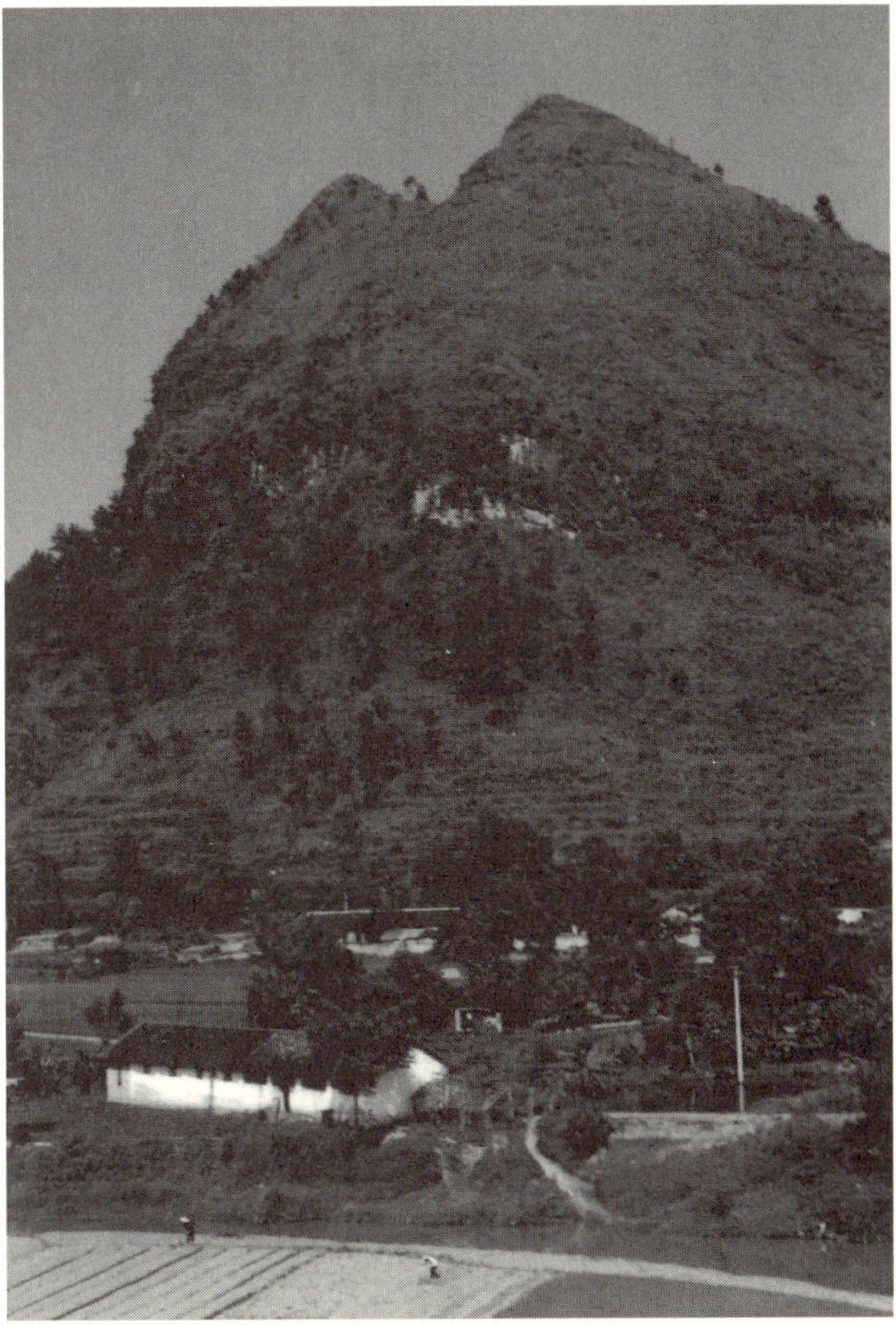

巴馬の風景（『シルクロード長寿郷』より）

実である。

いずれにせよ、自然と融合しながら自然体で生きている長寿郷での長寿の概念は、現代医学によって構築された延命とは根本的に異なるものである。現代医学がもたらした延命技術である「生かす」という発想に対し、長寿郷での長寿者は、自然環境に生かされているという大前提のもと、「生きる」充実感を自然と身につけているようである。

このような「生きざま」で達成された長生きこそ、寿《ことぶき》の名に相応しい長寿の生き方ではないだろうか。このようなすばらしく自然と一体感のある生き方をし、長寿であるにはどのようにすれば良いのだろうか。この究極の課題を解くために発展していった医学が〈自然医学〉と言えるであろう。この大きな目標を掲げて取り組んできた医学より誕生した自然医学理論の正当性が、長寿郷調査を重ねるごとに、次々と実証されていくのであった。

4　新しい理論展開へ

末梢血液空間理論

森下氏が創始した医学理論に更なる概念が加わり、より生命の本質の理解に近づいた。それが、森下氏が一九九〇年代に到達した末梢血液空間理論である。

一口に血液といっても、動脈、静脈、毛細血管など流れている場所によって、血液中の成分に若干の違いがある。森下氏は耳朶《じだ》（みみたぶ）の血液に存在している夾雑物に目をつけた。これは現代医学ではプラーク、いわばゴミのような扱いを受けている。耳朶より採血された血液と健康診断などで注射より腕から採血されたそれとでは大きな違いがあると森下氏は指摘する。

その違いを見事に説明したのが、森下氏が提唱する末梢血液空間理論である。この理論は、現代医学において不透明な部分をすっきりと解明してくれる画期的な理論である。一九九八年に提唱された末梢血液空間理論とはいかなるものか、主旨を以下に示す。

「体内に存在する各種各様の夾雑物のほとんどは、末梢血液空間に廃棄された老廃組織断片で、その由来は回腸（小腸）、結腸（大腸）、気管支、肺、膀胱及び尿管等々の組織粘膜である。これらの夾雑物即ち組織粘膜は、炎症、細菌類、化学薬物（一般薬剤、農薬、その他の公害物質）などの侵襲によって細胞機能が失われ、末梢血液空間に廃棄された物であり、これら夾雑物は、末梢血液空間に於いて、血液酵素の作用を受けて解体され、大部分は肝臓を経由し、又一部は直接的に腸内に排出される。」

食物→血球→体細胞と腸管を中心に遠心性発展機構をとっている人体は、末梢血液空間を通して求心性に収斂していく機構により循環しているといった主旨である。末梢血液空間に存在する夾雑物は、赤血球よりも数倍ないし数十倍の大きさであることより、非血行性に（細胞間隙を通り抜ける）末梢血液空間に出現したものであると森下氏は指摘している。毛細血管の太さは赤血球がやっと通れるくらいの大きさであるのに、赤血球より大きな夾雑物が耳朶血液に出現している事実から考えれば素直にうなずける話である。

また、現在の解剖学の教科書によれば、人体の循環器系は閉鎖系である。しかし森下氏は、脈管系は閉鎖系ではなく開放系であると説いている。たしかに、毛細血管も隙間のない管ではなく、二〇〜一〇〇ナノメートル（一〇万分の二ミリメートルから一万分の一ミリメートル）の隙間が存在することからも、厳密に言うと、人体の構造が閉鎖系と解するのは少し無理がある。しかし、森下氏の言う開放系とはそうではなく、動脈と静脈が閉鎖系で循環しているだけでなく、一部、細動脈、細静脈ともに末梢血液空間に開いているとしている。また、開放端は生体の状態により必要に応じて開閉されるとも推察している。

さらに、かなりの速さで流れている血液が、組織に酸素を与えたり、二酸化炭素を吸収したりといった物質の代謝が本当になされるのか疑問視している。森下氏は、末梢血液空間のような物質が比較的停滞しているような場所で、物質の代謝が行われると推察している。

現代医学の用語を借りて述べると、レチクロエンドテリアルシステム（ＲＥＳ）といった細網内皮系（組織マクロファージ系とも言われている）の働きにより、末梢血液空間に存在する多種多様の血液酵素をもって、夾雑物を解体しているといった具合であろう。このような空間は、現在の解剖学の教科書には記載されていないし、当然、まだ仮説の域を出ることはないが、この空間を想定することによって様々な矛盾点が解決できるのである。

地球をマクロエコシステムであるととらえれば、人間はミクロエコシステムと見ることができよう。これを森下氏は、人間と地球は相似相であると説く。天人合一思想を包括したこの概念は、人間を小宇宙とみなすことができる。その小宇宙の人間を、食が血（赤血球）となり肉（体細胞）となるといった森下氏が説く概念から解釈すると、生命の遠心性発展構造が大変スムーズに理解できる。先述した腸造血説を用いると、食物は腸管において血球へと分化していき、この血球はさらなる高度な細胞へと分化し様々な体細胞になっていくのである。これは、まさしく、腸の管を中心と考えた時、分化の過程は外側へと向かう遠心性構造をとっている。これは、自然界では当然の現象である。

一方、人体エネルギーのエントロピー増大に反する見方として、世界の代替医療に造詣の深い医学博士リチャード・ガーバーによる考察が面白い。

「気エネルギーは負のエントロピーをもっている。負のエントロピーは生命体をより組織化の進んだ方向に誘導し、細胞のエネルギーバランスがとれた状態へと導いていく。」

この考え方は収斂作用であり求心性概念をもっている。この求心性収斂機構で想起させるのが、森下氏が説く末梢血液空間の解毒機構である。

生命は、遠心性発展機構により発展し、そして求心性収斂機構により解体していくといった、森下氏による巨視的な生体観は見事である。森下氏、ガーバー氏の考察により、生命は遠心性と求心性の絶妙なエネルギーバランスがあってこそ成立することがわかる。

たんに、腸造血理論、末梢血液空間理論だけを見ると、一学説に終止してしまうおそれがあるが、自然生命観をダイナミックに捉えることにより、生命の連続性、循環性が見えてくるのである。

見えない世界に挑む氣能医学

末梢血液空間に出現する夾雑物は極微細であることより、分析機器における測定がきわめて難しい。そこで、森下氏は不可視の気の概念をとり入れた検索、ラジオニクス的手法を用いて見事に信憑性のあるデータを導きだした。

森下氏が唯物的な検索と見切りをつけ、新たなる波動医学へと方向転換したことは、根拠もない突飛な発想によってではなく長い道程がある。この波動医学は最終的に来るべき所に落ち着いた気の医学なのである。これを森下氏は「氣能医学」と称している。

高周波数、高電圧、低電流の電場下で生物を撮影したキルリアン写真というものがあるが、この技術は主にロシアの研究者セミョーン・キルリアンによって開発された。彼の高電圧写真の技術は、生物周囲で測定した電磁場を視覚的な電気コロナに変換したものであり、ガンのような病気は生体の電磁場に大きな変化を生じさせるということに気づいた。よって、次第に多くの研究者がこの電磁気学的な診断意義を評価するようになってきた。

写真には「気」が反映していると捉えることができる。その実例を挙げると、ファントム・リーフ効果といった現象がある。これは一部切断された葉を、高電圧写真で撮影すると、本来肉眼的には無かった切断された部分が写り、完全の葉の形で写真に映っているという現象である。コロナ放電によって生じる電子が、ホログラフィー的な原理を介在したエネルギー場と干渉してこのような現象が生じると解するのが、この分野を支持する一般的な見解である。

森下氏は「気」の重要性から、様々な物質の氣能値（その物質が持っている生命エネルギー）といった概念の必要性を説き、数多くの研究成果も上げてきた。この氣能医学的検索手法により得られた成果は、約六万枚以上（二〇〇七年一月現在）に及ぶ顕微鏡やポラロイドによる写真の検証の賜物である。

眼に見えない世界といったら、東洋医学の話がよく登場する。東洋医学では気とかツボ（経穴）、経絡などつかみどころのないものを相手にする。ここで、森下氏は東洋医学で言う経絡に着目した。現在に至るまで把握し難い経絡に、造血機能が存在するといった今までにない斬新な理論を展開した。森下氏が主張する経絡造血を以下、要約する。

「宇宙エネルギーを用い、経絡及び北朝鮮のキム・ボンハン教授が発見したBonghan（ボンハン）管を基軸として、先ずボンパ血管（森下氏が提唱。ボンハン管とリンパ管の双方の性質を有したもの）と血球原基を成立せしめ、次にボンパ血管内にリンパ管原基＋血管原基が分化、形成されると共に、これらの脈管原基内において血球原基（リンパ球＋赤血球の混合型血球）が新生する。これらは次第にリンパ球と赤血球に分化、発展してゆくという始原性造血機能である。」

経絡造血に対して約半世紀前に提唱した腸造血とは、食物中の必須成分と気（生命エネルギー）を集約し活用する普遍的な造血現象としている。森下氏の考える人体における生理的造血機能には、経絡造血と腸造血の二種類があるという見解に発展した。これらは植物にたとえると、根に当たる部分が腸であり、ここでは能動的に動物性造血が行われ、葉に当たる部分は光合成といった宇宙からの光やエネルギーを用いて、受動的に植物性造血が行われていると、森下氏は説いている。

物質を細かくしていくと最終的に行き着くところはどこかといったことを考えると、現代医学は波動医学、気の医学に耳を傾けてもよいのではないだろうか。

顕微鏡の倍率をどんどん上げていけば、よりミクロの世界をみることができる。しかし、いつになったら最小の物質を確認することができるだろうか。これは、宇宙が無限に展開しているのと同様、最小の世界も無限に展開していると解釈するしかない。仮に肉眼的に捉えうるものを有とし、そうでないものを無としよう。すると、有を細かくしていっていくと、果たしてこれは有のままでいられるのか。それとも、いずれ肉眼的に捉えられない無のものになってしまうのか。このようなことをいつまで考えても決して解答が出てこない。有と無は連続的でなければこの問題は解決できないと思われる。これは、万物流転の法則と通じる。

有無の概念は、人間の都合いいように有と無を勝手に線引きしただけに過ぎず、科学で信じられるものは一般的に、客観視できるいわば視覚で確認できる有の世界である。すると、まだ科学が発展途上であるため確認できない有の世界（今はまだ無の世界）を見落としてしまうおそれがある。実際、そのようにして科学は今まで進歩してきた。

以上のことから考えると、森下氏が挑んでいる医療は超最先端医療と解釈することもできる。ラジオニクスの検索は臨床で応用され、良い成果が得られている。この氣能医学を理解する研究者が数多く出てくることを願っている。

第2章　生命観・健康観を考える

1　生命とは

現在、生命を歪んで捉えている傾向にある。生命とは生きているのだから、一般的に有機物といったイメージを抱くであろう。無機物を生きていないとしたら、生きた水といったものは存在しない。天然物だろうが人工的合成物だろうが、形さえ同じであれば一緒のものとして扱う傾向にある現代科学においては、生命エネルギーといった概念は、全く意味を成さない。無機物も有機物も物質の起源は一つである可能性が大なわけで、無と有を分けるが如く無機物と有機物を全く別物として捉えると、生命観が歪んでしまう。

循環思想で生命をとらえる

生物と無生物の区別について、東京芸術大学教授であった故三木成夫先生は、無生物の諸現象にも「生」を感ずる古代人の機能がいまだに脈々と我々の体の中に波打っていることが伺われると同時に、ここ一世紀ばかりは逆に生物構造を最小構造に分解していくといった機械論的に生物を観るといった風潮がある、と述べている。また、生に躍動したいわゆる「生自然」が、時とともに無味乾燥の物質の世界に変貌しつつあるとも指摘している。

現代科学のドグマが、有と無を分けるといった思考である以上、生命の本質の解明は難しいと思われる。無限に広がる宇宙は想像がつくが、逆に無限に広がるミクロの世界だと納得する方は少ないであろう。原子レベルで生命を見て、それを最小単位とみた有限的な思考を抱いてしまったら、生命の本質は見えてこない。最小の素粒子であるクオークだろうが、それを最小と見切りをつけてしまったら、科学の終焉を迎えることになるだろう。

医学を含め現代科学は、「全ての生命が「有」の存在であり、「無」の存在を認めようとしない。無の生命というものは、カオス現象であったり、波動であったりするのではないだろうか。科学も仏教の思想である輪廻転生のような循環思想を持ってこないと、いずれ行き詰ってしまうのではないだろうか。

生物界の中でも便宜上、機能的に植物と動物を分けてはいるが、生命の本質を考える上ではあまり重要なことではない。体内で栄養を生産することのできる独立栄養型の植物と栄養を体外より求める従属栄養型の動物に分けているにすぎない。森下氏が説く腸造血理論より考察すると、穀類といった植物が腸において我々動物の肉体に移行していくことは、植物が動物にいきなり変化したという考えではなく、連続的に移行しているのである。ここに生命の循環思想を垣間見ることができる。植物のエネルギーが動物のエネルギーに移行したのである。この考えによると、植物と動物の中間的な生命体があっても不思議ではない。現に、ハエを食べる食虫植物、ハエトリグサといったものが存在する。当然、性の問題に関しても、男女二種類という感覚が当たり前になっているが、その間、たとえば体が女で気質は男であっても不思議ではない。

それはさておき、動植物はある寿命を全うするとやがて、無の生命体として土、空気、水といった自然に帰っていく。このような連続的かつ循環的に生命体を捉えるとき、個体発生は宗族発生を繰り返すといったヘッケルの言葉を想起する。個体発生とは、受精よりはじまり成長して胎児、乳幼児、成人といった具合に一つの生命体が進化していくことを指し、宗族発生（系統発生）とは、何十億年といった長い月日を経て単細胞生物より多細胞生物へと進化したこと指す。

生命の基本単位？

次に、生命体を細分化していくと、生命の基本単位はどうなるかといった疑問について考えてみたい。現在、現代医学においては、生命の基本単位を細胞としている。西洋医学教育での細胞観は、細胞病理学者の先哲フィルヒョウの研究より生まれた細胞の概念で、細胞は細胞から生まれるといったいわば、細胞分裂説である。細胞分裂によって細胞増殖し成長するといった考えである。狭い世界では一見成り立っているように見えるが、生命はどのようにして誕生したかが見えてこないといった、とてつもない大きな問題にぶち当たってしまう。そこで神様をもってきて、神様が地球を創って神様が始めの出発点を作ったのだという話になってしまう。このアポリアを解くのは難しい。これは、もしかしたらパンドラの箱同様、開けてはいけないものかもしれない。

ここで、生命が自然に発生するという考え方が登場しても不思議ではない。無の状態から有の状態になる。生命自然発生の観方は、あくまでも無機物、無生物から有機物、生物が誕生するといった姿勢がある。よほどの環境が整っていなければ、このようなことが起らないというのが定説である。かの有名なユーリー、ミラーの実験では、メタン、水素、アンモニアといった無機物からアミノ酸といった有機物を生じさせるのに成功している。これには、六万ボルトほどの火花放電のエネルギーを必要としたわけである。これは、全く何も無いというところからの話ではないが。ほとんど何も無い単純な物質から、条件次第で複雑な物質を産み出すことができる。このような偶発的条件がそろったことこそ、神ならではの仕業と言うことができよう。

生命体が細胞のみで構成されているといったフィルヒョウの考えだと、細胞構造を持たない結合組織や脂肪組織といったものは生きていないというおかしな話になってしまう。

生命の基本単位を細胞と定義しているから行き詰ってしまうのである。森下氏が説く、食が血となり肉となるといった連続的な循環思想で生命を考えると、食物も生命と解釈することができる。この観点からすると、細胞構造とは西洋医学者が便宜上決めた概念に過ぎず、細胞中の核の存在云々は別に大きな問題ではない。

生命の最小単位を考察するとき、カナダのガストン・ネサン氏の説くソマチッドやキム・ボンハン氏の説くサンアルが挙げられよう。

ソマチッドとは、血液中に存在する細胞よりもっと小さい極微な生きた有機体であり、地球上の全生命の基礎単位であり、RNA・DNAの前駆物質と捉えることもできる。これは特殊な顕微鏡により発見され、二万五〇〇〇倍まで拡大して見ることができるという。ソマチッドは電気を帯びていて、小体の核は陽電気を、膜は陰電気を帯びていることより、史上最小の生きたコンデンサーとも考えることができる。しかし、ソマチッドがどのようにして、また何から生じるかはいまだに正確にはわかっていない。

次にサンアルだが、北朝鮮のキム・ボンハン氏が唱えた生命最小単位である。ボンハン氏の化学分析によると、サンアルには核酸、特にDNA、蛋白質が多く、サンアル一個に存在するDNA含量が、染色体一個のそれと類似している。サンアルは、位相差顕微鏡で見ると、一・二〜一・五ミクロン（千分の一・二〜一・五ミリメートル）の球形であり、経絡系統内を流れているボンハン液により滋養され、細胞になっていく。細胞はやがてサンアルに戻り、ボンハン管に入って経絡系統内を循環するといったボンハンサンアル細胞環といった体系を成している。

ソマチッドやサンアルは同じものを異なる角度から観察しているのかもしれない。森下氏の著書『血球の起源』に記されているシェーマとサンアル学説のそれとの類似に関しても、同じものを指している可能性は否定できない。これらの学説は科学的な検索を試みたにも関わらず未だに異端視されている。

森下氏は生命最小単位レベルで、物質の融合成大、細胞核による新細胞生成そして細胞消衰が成されているといった、ソマチッドやサンアルと酷似した考えを示している。

病気の細菌学説

次に、現代医学の基本となっている細菌学者のパストゥールやコッホの説く細菌学説について考えてみる。

この説は、体外から菌が入ってきて体内を侵すといった、細菌を病原菌として扱っている。これに対し、森下氏が説く菌の捉え方は、細菌、ウイルスといった生命体は環境如何によって、自然発生するといったものである。これはたんなる仮説ではなく、実験的な裏付けもある。実験の大綱は、無菌状態の血液を観察した結果、血球は球菌に解体していくといった内容である。さらに、物理、化学的条件により球菌はつながって桿菌にもなる。

この実験より、体内環境如何によって、菌、バクテリア、ウイルスなどが自然発生し得るとも考えられる。つまり、菌を病気の原因とするのではなく、結果として発生したと捉えるのである。これを、森下氏は病原菌ではなく病果菌《びょうかきん》と称している。細胞が脆弱化してくると細菌が発生し、もっと細かくなるとバクテリアそしてウイルスへと細胞が解体していき、それが病気となって発現してくるのである。もちろん、外から入ってくる菌によって侵されることを全否定はしないが、細胞がしっかりしている体質においては、それらの菌を寄せ付けないようにすることも可能であろう。感染症で発症する人としない人がいるのは、この辺りに説明を求めたらどうだろうか。逆に、本来無害な菌が生体内環境によって有害化することも考えられる。よって、体質さえしっかりしていれば、菌をそんなに敵対視して問題にすることもないのである。

ここで森下氏の提唱する細菌の発生であるが、腸管に休眠状態にある細菌が環境が整うことにより（あるいは環境が乱されることにより）呼び起こされたといった感覚で解釈することもできよう。腸粘膜が細菌の遺伝子スイッチのオン／オフを司っているという説もある。これは、生起する現象としては、森下氏の自然発生と変わらないことになる。

微生物との共生により、人間は生きている。この共生という見方が大変重要であろう。微生物（バクテリア）を敵対視する傾向にある西洋医学的立場からの見方でうなずける部分がないわけではないが、それはあくまでも限られた条件の中で成立しうる。

人体に含まれる細菌の数は九〇兆にのぼり、体重の一割を占めると言われる。この膨大な数の細菌と人体は共生していることの意義を考える必要がある。細菌が病気の原因（病原菌）と矛先を向けられるが、体内の環境如何によって病原菌となってあらわれたと解釈した方がよさそうである。一九世紀ドイツの衛生学者、ペッテンコーファーは、「コレラの原因は細菌ではなく地下水にある」として細菌学者のコッホと対立、自らコレラ菌を飲んでみせたという逸話はあまりにも有名である。健康と病気のどちらに転ぶかは、人体と微生物の共同作業にかかっていると見ることも可能なのである。

このように、同じ生命でも捉え方によって全く次元の異なる話になってしまう。唯物的な現代科学の生命観が今日に至るまで確立された経緯には、様々な宗教的、哲学的背景があるので、これについて少々触れてみたい。

デカルト人間機械論の限界

近代哲学の初期には、精神と物質を分けて考えるといったデカルトの人間機械論が一世を風靡した。デカルトといったら「我惟う、ゆえにわれあり」を思い出す方も多いことであろう。しかし後になって、これに疑問を抱く哲学者が現われた。代表的な人物としては、スピノザやライプニッツが挙げられよう。彼らの考えは、デカルトも含めて大陸合理論と呼ばれているが、デカルトの二元論とは一線を画すものである。

スピノザは、精神も物質も神の中にあり、神だけが実体であるといった全てを一つのものから解釈するといった一元論を唱えた。それに加えて、ライプニッツは、根本的な実体として、モナドといった単子が無数に集まっているのがこの世の中であると説いている。モナドはそれぞれが独立したもので、多元論的な考えである。

近代哲学の後期には、唯物論と対立する観念論が主流となる。カントはデカルトの唯物的二元論を批判し、人間は経験の世界を超えて理念、観念といったものに導かれて生きる理想的な生物であると説く。そしてこれに足らず、ヘーゲルは、自然、道徳、何から何までもが壮大な循環が成されているといったことを説いた。これら二人のドイツ観念論の弁証法は、主観と客観を止揚した絶対的なものがあり、また、人間の精神に重みを置いたのが特徴である。その後に登場する現代哲学のマルクス弁証法は、ヘーゲルの観念的な弁証法を唯物的にみたものである。

このように、時代によって物事の捉え方が流動的であったわけである。様々な疾病の増加やガン一つとして根治させることのできない現代医学的生命観、言い換えるならベーコンの帰納法、デカルトの幾何学といった生命観では、遅かれ早かれ行き詰ってくるであろう。

ニュートンにより、光の粒子説や万有引力といった古典力学など近代物理学をつくりあげたのは事実である。しかし、こういった機械的に人間を見る二元論では、もうこの先、治療方法に限界が生じてくるのは火を見るより明らかである。肉体といった目に見える体と心といった目に見えない体を、同次元の一元論で見た方が生命現象を説明しやすい。

地球が誕生してから人間を含め生命体は、いったいどのような経過をたどって今日に至ったのであろうか。これに関しては様々な説がある。〈自然医学〉と似た立場である先哲は、用不用の法則や獲得形質の遺伝について説いたラマルクやダーウィンの自然淘汰説である。森下氏は、生命は自然に発生し、常に不変ではないといった生命観を説く。確固たる成果をあげてきた森下氏の自然医学理論は、若干ニュアンスの違いはあるものの、生命の自然発生説を主張したオパーリンの説と相通じるものを感じる。

一方、〈自然医学〉と対峙する現代医学に都合のいい理論がメンデル・モルガンの遺伝理論である。この理論を絶対視すると、生命は常に変わらないといった不思議なことが生じてしまう。フィルヒョウもメンデルも狭い枠の中、たとえるなら試験管の中で、生命の本質を覗いたつもりでいるのである。

〈自然医学〉と同じベクトル上にのった学説であるソ連のルイセンコ学説がかつて存在していた。これはメンデルの法則を否定している。自然発生の生命観を医学的に証明しようと試みた先哲は幾人か存在した。

旧ソ連が生んだ有名な生物学者レペシンスカヤは、モルガンやフィルヒョウによる現代細胞学の常識を破り、「細胞は細胞からではなく、非細胞性の生きている物質からも生じ得る」といった新学説を提唱した。これは森下氏の説に通じる。レペシンスカヤ教授が森下氏に敬意を表して手紙を出している。

「尊敬する森下殿、貴殿の研究の基礎にある考えは、非常に勇気のあるものです。医師、生物学者のフィルヒョー主義的方向が、貴殿の考え方が受け入れられる上での深刻な障害になっていることを十分承知しております。……もしドグマが諸知識分野のたくさんの学者たちの目を破って塞ぐことがなかったら科学はもっと何倍も速く進歩するでしょう。……こういう学者たちが、遺伝は染色体を通じてのみ起こり、一方、染色体は有糸分裂の下でのみ起こるのだから細胞増殖の唯一の方法は有糸分裂であるというモルガン論を、盲目的に信奉しているからです。……新しい細胞は分裂によってか（有糸分裂あるいは無糸分裂）、あるいは新生によって発生します。細胞の新生が始まるのは、細胞内部あるいは細胞から分離した生きた物質の中に、われわれが『細胞以前の形態』と呼んでいる未来の細胞の原始的胚が形成されるところからです。細胞以前の形態は除々に複雑さを増しながら最後には子細胞になります。……貴殿の観察の正確性については、私は疑いの気持ちを抱いておりません。……」

レペシンスカヤ氏のこの自信に満ちあふれた信念は、研究者ならではの探究心からくるものであろう。

森下氏の著書『自然医学の基礎』に、生命の本質を捉えた名文が記されているので、以下に紹介したい。

「生命の世界には、局所などというものはない。常に全体しかないのだ。直線などということもない。自然界はすべて波動であって、循環である。立体的にみればスパイラルなのだから、どの方向からながめても直線になることなどはあり得ない。また不可逆的ということもあり得ない。常に可逆的である。自然も生命も元へもどるということをくりかえしているのである。さらに排中律ということもない。自然界、生命界には純然たる白とか黒とかいう極端なものはほとんど存在しない。白でもなければ黒でもない灰色の世界が自然界なのである。」

自然とは常に循環しながら前進している。自然界は、生命観をはじめ直線的思考では無理があり、スパイラル的な見方をしなくては本質を見落としてしまうのである。

2　病気を自然医学の立場から見直す

現代医学における病気の解釈と〈自然医学〉のそれとでは大きく異なる。現在に至るまで多種多様の病気が増えている現状を考えると、病気治しという観点では、現代医学は病気の解釈をどこかで間違っているとみたほうがよさそうである。間違った解釈のもとで施す治療に期待をしていても、当然先が見えてこない。病院にかかり薬で一時は治ったかのようにみえるが、長いスパンで体の状態をみたとき、治癒したとは言い難い。現代医学は病気の症状を抑えることに躍起になっている。しかし、その症状はいったい何を意味しているかを良く吟味する必要がある。症状の解釈、つまり病気の解釈如何によって治療方法も大きく異なったものになる。

「病気は、体質という土台の上におこる現象である。それゆえ、病気のあらわれ方は、体質のあり方をはっきりと映し出している。つまり、急性熱性疾患というのは、陽性体質の場合にしかおこらないものだ。同じく、慢性病（慢性退行性疾患）は、陰性体質のみにおこるのである」と森下氏は述べている。

現代文明病

西洋医学は感染症を克服したと捉えることができるが、見方を変えれば、慢性病が増えてきたことを考えると体質が変わってきたと解釈することができる。様々な要因により体質が脆弱化して、陽性体質から陰性体質に変化してきたということである。では、体質が変化していった原因を検討してみたい。

病気の原因が現代医療を含めた現代文明にあると解釈したら、多くの方は疑問をお持ちになるであろうか。文明の力がもたらした人工的食品、化学物質、運動不足、さらに薬物医療が病気増加に拍車をかける。病気は現代文明とともに相関して増加していることを考えると、病気のほとんどは現代文明病と解釈できる。まさか医療まで、病気の原因となっているとは予想もつかないことであろう。潰瘍性大腸炎が厚生労働省の難治性疾患として認定されてから、この病気が増加傾向にあるといった事実は、薬による治療が悪化を助長しているると解釈することができる。治療により治りにくくしているどころか悪化させているのである。免疫学者の新潟大学教授安保徹氏が具体的に潰瘍性大腸炎を悪化させた薬として、サラゾピリン、ペンタサを名指しで批判している。三〇年以上も前より森下氏が薬を止めると病気が治るといったことを世に説いてきたわけで、このような認識をもつ医師が出現してきたことは大変喜ばしいことである。

以上より、糖尿病をはじめ様々な生活習慣病を薬で治そうといった方法は間違った医療行為と解釈することができる。病気つまり症状がどうして現れているかを自問自答することが治療の第一歩である。親切にもいきなりすぐに死なせないで、間違った生活習慣を見直させるために、身体がメッセージを症状といったかたちで知らせているのである。

現在、急死する敗血症が減少し、逆にガンが増加している事実から、ガンとは長生きさせるための防衛的手段であると森下氏は指摘する。急に逝ってしまうよりは、もう少し生き方を見直すチャンスを神が与えてくれたと解釈した方がよさそうである。この身体の親切なサインを無視して、ただこれを敵対視して薬で攻撃して叩いてしまおうという発想だと後々再度同じ目に会うことになる。症状が出ているということは、生体が治そうと必死に戦っているのである。それなのに安易に薬を与え、身体を甘やかして駄目にしている。過保護の親が子供を駄目にするのと同じようなことである。病気は生命力の証の現れである。

現代医学は病状に細菌が関わっていると、原因は外から入ってきた病原菌にあると解釈する。これに対して、ほとんどの病気は、自分自身が撒いた種の結果として生じたものであり、菌を病原体ではなく病果体とみるのが本筋であり、病的なバクテリア、ウイルスは異常化した体細胞から自然発生するといった森下学説の内容は前述した。細胞自然発生説の如く、ウイルスといった極微小体の生命が環境如何によって自然に発生するという学説を基に臨床に取り組んでおられる森下氏は相応の結果を出している。

解りやすい例として腸炎を挙げておこう。腸炎の原因を、何か外から炎症を起こすような悪い菌が入ってきたと考えるのではなく、腸内環境を悪くした生活習慣に原因を求めるべきである。腸がきれいだと人間にとって必要なビフィズス菌等の腸内細菌フローラは機能するが、肉食過剰になると悪玉の腸内細菌であるウェルシュ菌が繁殖してしまい腸内の環境を破壊してしまう。すると、炎症が起きるだけでなく、そこで造られた悪い血液が全身に循環し、ありとあらゆる病気を引き起こしてしまう羽目になる。

さらに、奇形をはじめ遺伝病の原因は、代々影響するといった連続思考型の東洋思想から解釈すると合点がゆく。よって、自分だけ好き勝手に生きるといった発想だと全体的に見ると具合が悪いのである。森下氏の著書『生まれてからでは遅すぎる』（文理書院）は、お子様を授かる身である女性にはぜひ読んで頂きたい。

ところで、病気という概念があるということは正常があるわけで、病気とはあくまでも比較論的な思考の上に成り立っていることを忘れてはいけない。

シゲリストら医学史家の考察をふまえてカンギレムは、医学主流が正常と病理の関係をつぎのように把握していると指摘する。

「生きた有機体では、病理的現象は、対応する生理的現象の、多いか少ないかに応じた量的な変異以上の何ものでもない。語義学的にいうと、病理的なものは、正常なものから出発して、a（欠如、喪失、不能を示す接頭辞）またはdys（不十分、困難、異常、障害を示す接頭辞）としてよりも、hyper（過度を意味する接頭辞）またはhypo（低下、減弱を示す接頭辞）として、表わされる」と。

これは、病気と健康が相反する考えというより、病気は健康と同じベクトル上にあり、病理的状態は正常な状態の量的変化にすぎないことを意味する。一方、シゲリストは、病気を平均から生じる規範と比較することで満足するのではなく、できるだけ被験個体の諸条件と比較するべきであるといった生物規範の個人的相対性を主張している。また、カンギレムは、病理的な状態はいっさい規範の不在からつくられるのではなく、病気もまた生命の規範である、としている。病気というものは唯一無二のもので、正常という概念を設けたり、平均値と比較したりすることが、ある視点においてはあまり意味を持たないことになるであろう。

ガンはどのようにしてなるか

我が日本国では、年間約三〇万の人々がガンで亡くなっている。ガンは心理的ストレスや食事や遺伝など、様々なことに起因するとされている。ここで、現代医学におけるガン細胞の定義とガン細胞発生の機序を整理してみよう。

ガン細胞とは、「ガン（腫瘍）とは、何らかの原因によって体細胞が突然変異し、固有の独立性をもって無制限な増殖をはじめるようになったもの」と定義されている。この増殖の仕方は細胞分裂によるもので、次から次へと増殖し身体中に転移していくというのである。

ガンの発生においては、かつてより突然変異説が定説であるが、生活習慣の乱れ等により、ガン細胞はなるべくしてなった結果なので、突然変異というより必然変異なのである。

自然医学的な観点では、細胞はモネラといった生きた生命体より分化していくので、このモネラが汚染されていれば当然、汚れた血球をはじめ体細胞ができあがっていくことになる。ガン細胞とは、このような生理機構を土台として血球の融合化成によって生じると森下氏は指摘している。正しい食生活により良いモネラそして良い細胞が発生するので、ここにガン細胞が発生する余地はない。

〈自然医学〉と異なり、現代医学におけるガンの見方は不可逆的な進行性病変と捉えているので、治療方法は発生したガン細胞を根っこから浄化して消すという発想ではなく、抗ガン剤や放射線や手術といった地上の部分にある雑草だけ除草するといった対症療法に過ぎない。根があれば雑草は再度生えてくることは、植物の世界では当たり前の話である。現代医学は生理学理論だけでなく治療方法までが実に心もとない。

では、最近有力視されているガンの発生メカニズムとして発ガン多段階説について触れてみたい。第一段階は、正常細胞の遺伝子に様々な原因によって傷がつく。原因には、口を通過して体内に吸収されるものと皮膚を通して体内に吸収されるものがある。口を通して吸収されるものは、農薬や添加物漬けの肉類、野菜類をはじめ様々な加工食品や病院で処方される様々な内服薬などがある。皮膚を通して経皮的に体内に入っていくものとして、ステロイドといった抗炎症剤である塗り薬や化学合成した化粧品類から紫外線、電磁波といったものまでが挙げられる。この一段階である様々なイニシエーターによりＤＮＡに損傷をきたし、ガンの芽ができるのである。

ところが、細胞のアポトーシス（自滅）の他に、生体内に存在する修復遺伝子、ＮＫ（ナチュラルキラー）細胞といった免疫細胞の働きによりガンの芽を消去することができるが、ガンの芽があまりにも多すぎると当然、生体内処理は追いつかず、生き残ったガン細胞は、第二段階目の様々な促進因子により成長していくのである。

この促進因子であるプロモーターにも様々なものがある。代表的なものを例に挙げると、反自然食の摂取や精神的なストレス、運動不足による代謝障害といったものがある。また、これらにより活性酸素が体内で発生し、脂質過酸化反応を引き起こし、細胞が次から次へとドミノ式に酸化されていく。ガン細胞はこのような経過を経て成長していき、肉眼で確認できるくらいになるまでに何十年という期間がかかっている。

肉体的及び精神的ストレス及び喫煙が過剰になると、体内に活性酸素が発生するという事実は良く知られている。ところが、食生活の乱れにより活性酸素が発生するという事実はあまり気づかれていない。肉食は良くないという科学的根拠を説明すると、肉類に含まれているエキス分（核酸成分）の中にあるプリン体の代謝がオーバーワークを起こし、中間代謝物質である尿酸が増加して痛風が生じ、キサンチン酸化酵素（尿酸の代謝を行う酵素）が強力な活性酸素を発生してガンに至るということが解っている。肉類に含まれている成分の否定というよりは、その成分の代謝過程で発生する活性酸素が身体に悪さをするのである。本来、代謝のために発生した酵素が、活性酸素を出したのでは元も子も無い。このように、代謝とは諸刃の剣であり、良い面と悪い面を拮抗しながら機能しているのである。

似たような例として、生理的な物質でも、いろいろな悪条件が重なると発ガン性物質に変わってしまうものがある。誰でも分泌する胆汁酸が、体内環境如何によって、メチルコランスレンという発ガン性物質に変化してしまうのである。体内で発生する活性酸素は生活していくうえで必ず分泌されるものであり、こういった生理機構が無ければ人間は不死身で永遠に衰退しないことになってしまう。自然に代謝の過程で発生する活性酸素の他に様々な外因により生じた活性酸素までが登場してくると、生体はそれらを除去するのが難しくなってくるのである。

よって、食生活だけを見直すだけでも身体に及ぼす影響は大きい。未精白穀類、緑黄色野菜といった自然食物を摂取し、抗酸化物質を多く摂ることにより、ガンの発生を極力抑えることができる。

治療と治癒の違い

医学の発達、治療方法の高度化により様々な病気を治せる時代がやってきたと、現在の病院の治療方法に安堵感を覚え、すっかり頼りきっている人も多くいるにちがいない。しかし、現在の病人の量から考えて、治療方法が進歩したとは考えにくい。治療方法が進歩したなら確実に病気が減っていなければいけないのに、患者さんが増えて苦しみ続けているのが現状である。現代医学を支持する学者には、この矛盾を説明することができない。

現代医学の得意とする症状を和らげる技術は認めるにしても、こういった治療が果たして人体にとって生理的に良いかというと別問題である。治療の照準を患者さんの苦しみから一時でも救うといったことに合わせるなら、薬物療法や手術療法も立派な治療ということができよう。しかし、これは自然治癒力を妨げるものであり、治療と言っても治癒ということは決してできない。現代医学における治療は、その場しのぎの弥縫策に過ぎない。症状がとれて治ったつもりではいるが、何年か、何十年か経って身体のどこかに皺寄せが来て何らかの形で障害が出てくることは必至である。

現に、生体内の真実の顕れとして、肩がこるだの、全身がだるいだの、現代医学では明確な説明がつけられない症状が多くある。本来、人間は肩がこるとか、腰がだるいとか、全身倦怠感があるように創られたとは考えにくい。これらの原因は、ほぼ自分自身にあり、これらの症状は、今までの生活の歴史の現れなのである。つまり、生活史に生体を汚すものがあり、それを排出する努力をしなかったからである。

もう病院での付け焼き刃的な治療は止めて、自然治癒についてもっと真剣に考えるべきである。治癒を目指す治療こそ、真の意味で治療ということができよう。

「自然的手法で血液を浄化し、自然健能を高め、万病の自然治癒を図る」。これは、森下氏が主幹する月刊誌『森下自然医学』の表紙を飾るフレーズである。まさに、この一言に尽きると思う。森下氏は食の大切さを世に説いてきたが、ここで言う自然的手法とは無限大で、食に限ることはないと私は解釈している。自然の摂理に適う手法であるならば、自然と病は治癒するのである。

いずれにせよ、食無くして生命現象はあり得ないので、食の重要性は必至である。自然的つまりは身土不二に則って食物を頂くという考えが、自然の摂理に適っている。食以外では、体を動かすことも動物である人間である以上、大事な自然的な手法の一つである。

これらは、全て自然の摂理に適ったものなので、身体を構成する血球を自然つまり正常なものに導いてくれる。この正常な血球こそ正常な血液を作り、これは身体の自然の生理的能力、言い換えるならば自然健能を高めてくれる。よって、最終的に行き着くところは、正常な生理機構を有する身体は、自然に治癒力が高まるのは当たり前の話なのである。

本来、生命は自然治癒力というすばらしい修復機構を持っている。トカゲの尻尾だって、切断されても、自然とほうっておいても再生してくるし、人間だって、転んですりむいてそのままにしていても、自然と傷口がふさがる。

このような自然治癒力は正常な自然身体なら普通に機能するが、乱れた食生活や荒廃した心、そして薬漬け医療などにより、本来もっている自然治癒力を妨げてしまうのである。

名医は自分の中に

なかなか治らない患者さんのほとんどは、治療者にまだどこかで治してもらおうという意識が存在しているに違いない。患者さんの体を一番よく知っているのは患者さん自身であり、一番すばらしい治療手段を持っているのも例外なく患者さん自身である。外科でも例外ではない。縫合の治癒は生命エネルギーあってのことである。いくら外科の名医がいても、生きたいと念じるのと、それと逆を念ずるのとでは治癒成果は違ってくるであろう。治療家はあくまでも手助け役に過ぎない。名医は自分自身の体内にいるので、まず自分で治すことを心掛けたい。

東洋医学では自然治癒力の重要性を説き、患者さん次第で治癒効果は様々である。東洋医学でいう脾《ひ》の働きは、消化吸収及び吸収物を肺へ運搬する作用があり、これを西洋医学でいう大網《たいもう》と捉え、東洋医学でいう三焦《さんしょう》は西洋医学でいう腸管膜と捉えることもできると考察している学者もいる。西洋医学で見ると、臓器は単なる部品として捉えられがちだが、東洋医学では機能性臓器の重要性を説き、臓器全てが密接に関わっていて、自らを治癒に導いてくれる治療臓器と捉えることもできる。また、レチクロエンドテリアルシステムや森下氏が説く末梢血液空間が縦横無尽に存在しているのは、生体に必要でなくなったものを、自動的に酵素などを使って解体し、体外に排泄しようとしているからである。体内で自ら治療しているのである。さらに、末梢血管の全容積を考えるとかなりの大きさになることより、血管は人体最大の臓器と解することができる。この内臓組織と解釈することもできる末梢血管は、名医である体内の自然摂理に従って機能しているのである。

科学的に自然治癒力を裏付けるものとして、ピレマーは、血液中の非特異性酵素系プロパージンが生理的に良い方向へ作用することを見出している。

自分の体内に存在する自然治癒力といった名医が、汚れた体内を自然に近づけようと頑張っているのに、次から次へと自然治癒力を妨げるような反生命物質を体内へ入れていては、いくら名医でもお手上げである。

3　東洋医学と〈自然医学〉のあるべき関係

東洋医学の考え方

東洋医学は万物流転思想の連続性の医学であるのに対し、西洋医学は断片的で非連続性の医学である。これは、前者を線の医学としたら、後者を点の医学として捉えることができる。点の医学は断片的であるため、病態と治療との間につながりを見出せず悪戦苦闘している。ある断片的な点一つをとってみると、その中での理屈は成立するかもしれないが、それはあくまでもその点における限られた世界に対してのみの話である。それに対して線の医学は、常に連続性があるので無限の可能性を秘めている。そこが東洋医学と西洋医学の大きな違いである。

東洋医学の概念の根底には、森羅万象の自然現象より生まれた東洋思想が流れている。

森下氏が創始した〈自然医学〉とは、まさしく生命を自然に観て、自然的手法で治す最たる医学である。つまり、東洋医学と〈自然医学〉の根底には同じ哲学があるのですばらしく融合するのである。

現代医学は数値化されたデータのみでしか客観視できない世界であり、この世界から東洋医学、〈自然医学〉を捉えても納得するには困難である。

では、具体的に東洋医学の中枢をなしている思想について説明しよう。自然現象より生じた東洋医学の理論は、陰陽論と五行論といった連続的な循環思想を包括している。

▼陰陽論　まず陰陽論《いんようろん》であるが、これは陰と陽を二分するという絶対的概念ではなく、あくまでも相対的な概念で事象を捉える。転化、つまり陰極まれば陽になり、陽極まれば陰になる。もちろん、陰の中にも陽があり、陽の中にも陰がある。

万物の現象が陰陽論により説明が可能である。食物にも陰陽がある。太陽を陽と捉えると、そこに引き合うものは、太陽に向かって高く実っている果物や葉采類といった、体を冷やす陰性のものであり、それに対し太陽に逆らって地中に潜っていくものは、ゴボウや人参などの根菜類といった体を温める陽性のものである。調理方法によっても性質を変化させることができる。陽性体質の人は陰性の食物を、陰性体質の人は陽性の食物を生理的に要求してバランスをとろうとするのも、陰陽の自然の摂理である。

「食物は、一般的にいうと、小さいものが陽、大きいものが陰である。同じ野菜や果物でも小型のものほど陽性と考えてよい。」

「今の子供たちも牛乳、卵、肉などを与えられて成長速度が異常に早くなっている。したがって、体質的にきわめて陰性状態になっている。昔の人は現代人ほどには急速な成長はしなかった。小柄な人が多く、したがって、体質的には非常に陽性だったのである。……」

これらは、森下氏が陰陽について述懐したもので感慨深いものがある。食生活が西洋人化している人たちは、動物性食品の過剰摂取で体の容積ばかり大きくなるが、体質は脆弱化している。よって、野菜も人工的に膨らませたスカスカのものより、自然の中でゆっくりと成長したものが、たとえ小さくても中身がしっかりとした栄養価の高いものとなる。

中国広西《こうせい》自治区巴馬《パーマ》の長寿郷調査でお会いした長寿者は、みな小柄で頑丈な感じであった。

▼五行論　では次に、五行論について説明しよう。これは森羅万象が五つに分類することができるといったものである。これら五つの関係には循環性があり、お互いが相互関係にあり連続性がある。その点では先の陰陽論と同じである。季節、色、臓腑、感情、といった様々な面でこの理論が当てはまる。五行の分類は、木、火、土、金、水である。木を擦ることにより火が生じ、火は燃え尽きて土になり、土より鉱山といった金が生じ、金属には水滴がつくといった理論のもとに五行が構成されていて、ある物から何かが生まれる関係を相生関係という。また、水は火を消すことができるので「水克火《すいこくか》」といい、この関係を相克関係という。

▼気　次に東洋医学では欠かせない気の概念を説明する。気には、原気、宗気、営気、衛気など様々なものがあり、作用としては新陳代謝を盛んにしたりする推動作用、体を暖める温煦《おんく》作用、体を防衛する防御作用、体から精気等が抜けないようするための固摂《こせつ》作用、その他、気化作用などがある。これらは相互関係にあり協調しあっている。原気とは、先天の精といった両親から受け継いだ気と、後天の精と宇宙の気が交わってできるもので、生体に活力を与える。営気とは、後天の精より得られた陰性の気（水穀《すいこく》の精気）であり体内に栄養を与え、衛気とは、陽性の気（水穀の悍気《かんき》）であり、体外からの邪を守る働きがある。

また、東洋医学には脈管系統や神経系統とは異なった走行をしている経絡や経絡上にある経穴（ツボ）の存在がある。それぞれの経穴には様々な作用を有していて、これを穴性という。たとえば、松尾芭蕉が灸を据えた「足三里《あしさんり》」という経穴には、健脾《けんぴ》・和《わ》胃作用があり、主治として胃痛、嘔吐、腹部膨満感が挙げられる。

このように、東洋医学には独特の世界観があり、これをもとに患者さんの病態把握を行っていくわけである。

〈自然医学〉においても、先述した氣能医学、経絡造血の考え方より、気、経絡を重要視しているのがよくわかる。

▼内因、外因　では中国医学でいう病因（病気の原因）である内因、外因について説明

しよう。中国医学の病因は、季節性の邪である外感とそれ以外の内傷に分けている。さらに、細かく分類すると、外感を外因、内傷のうち七情《しちじょう》を内因、房事過多、飲食不摂生、過労といった労傷を不内外因と位置付けている。内因である七情は、心と身体が一つであるといった心身一如の思想が反映している。病因を分類する事には何ら文句はないのだが、現代においては、労逸《ろういつ》、外邪《がいじゃ》、房事、飲食不摂生と横並びにされても納得がいかない。それは、飲食不摂生がなければ、それ以外の病因は無視するくらいの存在になってしまうからである。たとえば、自然食をしていれば外感に対する抵抗性がつき、寒邪《かんじゃ》も入りにくくなり風邪もひきにくいということになる。それに、疲れにくい体質ができるので労逸が病因となりにくい。さらに、情緒も安定してやたらに感情的にならずに済むので七情による病因からも身体を守ることができる。食は大事な要素だけに、飲食不摂生は病因を考える上で常に頭に入れておきたい。

東洋医学の診断

東洋医学では、望診《ぼうしん》、聞診《ぶんしん》、問診《もんしん》、切診《せっしん》といった四診を総合的に診て病態把握をする。これを四診合参といい、病気ではなく病人の全体像を診る最たる手段としている。

▼望診　望診とは、西洋医学でいう視診である。主に東洋医学では、目に精気があるかを診たり、体の鏡といわれている舌を観察する舌診を行ったりする。食生活が乱れると正

直に舌に現れる。たとえば、バターをべっとり塗ったような舌である黄膩苔《おうじたい》は、刺身といった生ものや動物性蛋白質の摂りすぎによる食生活の乱れによって生じる。また、歯を磨かなかったりして不衛生にしていると腐苔《ふたい》が現れる。これは雑菌の温床となり、口腔内の病気になり易くなる。歯周病は心臓疾患も引き起こすので、口の中だからといって侮れない。

その他に、皮膚の色、艶の状態、血余《けつよ》といわれている毛髪など全体像より身体を把握するところに東洋医学の醍醐味がある。〈自然医学〉でも、血液の影響を多大に受ける毛髪を氣能医学的に診ている。

▼聞診　聞診とは、呼吸音を聞いたり、体臭や二便の臭いを嗅いだりすることである。たとえば、重度の糖尿病患者は、アセトン臭といった少し甘酸っぱい臭いがする。肉食中心の食生活だと、腸管にインドール、スカトールといった腐敗ガスが溜まり、口臭まで異臭を発する。排水管の掃除をしていないと排水口から臭ってくるのと同じである。人間の口を排水口にたとえるならば排水管は消化管である。この消化管で最も重要な組織である小腸をはじめ大腸に腐敗物質が溜まることは、排水管にヘドロがこびり付いた状態と同じである。また、精神的なストレスで生体がダメージを受けている時は、当然消化管だって弱っている。体質が脆弱化していると、消化管にすぐ穴があいてしまう事にもなりかねない。すると、炎症より化膿し、匂いが口まで上がってくることになる。ストレス過剰といった交感神経緊張状態は、唾液の分泌を低下させるので、ますます口臭はきつくなる。口臭

も身体の状態を語ってくれるのである。

▼問診 問診とは、病院での診察に行われているのと基本的には同じであるが、聴く内容が異なる。現代医学は三分診療と言われているように、簡単に診察して、あとは薬を与えて終わりである。もっとも、現状の医療体制では仕方のないことではある。西洋医学での問診は、症状の原因を本質的に探るという姿勢より、症状の詳細についてばかり目を向ける。東洋医学的な問診は、症状の詳細だけでなく本質的な原因を探る感覚で問診をすすめていく。

▼切診 最後に切診とは、西洋医学でいう触診である。触診といっても、これも西洋医学的な診方とは異なり、脈や経絡を触診（脈診・切経）するといった鋭敏な触診感覚が要求される。脈状が五臓六腑の状態を反映し、ツボ（経穴）の触感より身体の虚実状態を診る。

東洋医学の治療

東洋医学では、患者さんの病態を以上のような四診により把握し証《しょう》を立て、その証に見合った治療方法を考える。これを弁証論治《べんしょうろんち》という。中国医学では証の立て方には様々なものがあり、観点を変えることにより様々な弁証名がつけられる。一般的な弁証として八綱《はっこう》弁証がある。これは、病の深さを診る表裏、疾病の性質を診る寒熱、正邪の盛衰を診る虚実から病態を判断し、さらにこれらのうち、表、熱、実を陽に、裏、寒、虚を陰に大きく分類した弁証法である。その他、外邪である六淫《りくいん》を中心に考えた六淫弁証、気血を診る気血弁証、臓腑や経絡を中心に診る臓腑弁証、経絡弁証などがある。

では、実際に弁証論治の具体的な一例を挙げてみる。ストレスにより目が疲れ、怒り易く、脇部に疼痛、膨満感（時には呑酸《どんさん》や噯気《あいき》）があり、舌質が紅、脈が弾くような容《かたち》である弦脈《げんみゃく》といった状態ならば、肝気鬱血《かんきうっけつ》といった弁証が成り立つ。この状態が長期に渡ると、頭痛、眩暈《げんうん》（めまい）、顔面紅潮、耳鳴りといった症状を呈する肝火上炎《かんかじょうえん》の証になってくる。これに対しての治療方法は、疏肝解鬱《そかんげうつ》といった肝の疏泄《そせつ》機能（気の流れを良くし、経絡、臓腑を正常に活動させるための機能）を働かせて、鬱積《うっせき》していた不通部分を解放させる。鍼灸治療なら「支溝《しこう》」「行間《こうかん》」「肝兪《かんゆ》」「期門《きもん》」など肝の経絡を調整する経穴を瀉法により刺激して生体を調整する。

東洋医学の治療概念についてだが、これには異病同治と同病異治がある。異病同治とは、異なる病気に対して治療方法は同じであることを意味する。東洋医学に気の概念があるが、様々な病は気の乱れにより生じるので、全ての病気に対して気の調整といった同じ治療法を行えばよい。同病異治とは、同じ病気でも治療法は異なることを意味する。風邪を例にとっても、各人によって状態は千差万別であるから、病気を診るのではなく全体像の病人を診て、それぞれにあったオーダーメイドの治療を行えばよい。

昨今、局所を観る技術が優れてきたため、それに伴い様々な病気、つまり診断名が出現してきた。このような様々な病気を別々に分けて考えるため、それらに対して別々の治療法が存在する。つまり、西洋医学は異病異治と解釈することができる。

森下氏が提唱した自然医学理論には、異病同治、同病異治の概念の双方が入っている。ガン、糖尿病、心臓疾患といった様々な病気は、自然医食といった同じ治療法により治療する異病同治の概念があると同時に、それらの病気はすべて同じ食原病とみなすが、病人の状態は千差万別であるので、その人にあった自然医食の食餌箋を処方する同病異治の概念も存在する。

治療を行う際に注意すべきことは、患者さんの体質も含め、症状の虚実を診ることである。自然治癒力が高まると、虚証《きょしょう》に対しては正気が補われ、実証に対しては邪気《じゃき》が取り除かれていく。東洋医学的な治療手段は、虚証に対して補法《ほほう》を行い、実証に対して瀉法を行う。〈自然医学〉による食事療法でも、自然食により正気を補い、かつそれにより邪気がよりつかないしっかりとした体質ができあがってくる。東洋医学、〈自然医学〉には、このような扶正祛邪《ふせいきょじゃ》の共通概念が存在する。

「東西結合医」の真の意味

東洋医学は森羅万象の自然現象から生じたのに対し、西洋医学はデカルトの要素還元主義をベースにしている。よって、もともと土俵が異なるので東洋医学と西洋医学を単純に比較しても仕方がない。医学や医療とは人間にしかないものである。人間が勝手に拵えたものだから、好きなように定義でき、ここに一つの落とし穴がある。

西洋医学が主流である国々では、東洋医学は代替医療といわれる。代替とは、本来のものに取って代るということである。時代によって主流の医学は変遷しているわけで、これは、人間が勝手に決めているだけの話である。西洋医学が主流の医学で東洋医学が代替医学といわれていることは、生命を考えるうえで、本質的には関係のないところにある。

東洋思想より発生した東洋医学は連続性の思想があるのに対して、西洋思想の機械論的発想より発生した西洋医学は断片的で一方通行の思想がある。

東西それぞれの視点が全く異なることになった契機は、宗教と科学との関わりに対しての取り扱いの相違によるところが大きい。宗教には思想があり、西洋と東洋では根本的に異なる。そのため、それより派生した医学が同じ概念にはなり得ない。東洋医学は生命力なるものを観るのに対して西洋医学は人間機械論的つまり唯物的な観点より人間を捉える。よって、東洋医学と西洋医学を同じ視点からみることはできない。水と油が混じり合わないように、思想も医学も、東洋と西洋とでは交じり合いを見出せない。足りないところを補い合うといった補完医療ならまだ解る。ただし、東西の分は同じでなくてはいけない。

西洋医学は、一八五四年、クリミア戦争の負傷者を救うナイチンゲールより発祥した外科医学をひとつのモデルとする。切断された肉体に菌が入らないように、速効性のある消毒薬を用いることにより、負傷兵はすぐに戦闘に復帰できる。つまり、西洋医学は急性疾患には威力を発揮する。それに対して東洋医学は、前者以外の疾患に全て奏効すると言っても過言ではない。餅は餅屋にまかせるべきである。たとえば、交通事故で大けがをしたら西洋の餅屋に、慢性的疲労で肩こりがとれないといったら、東洋の餅屋に任せればいい。こう考えると、西も東も同等の立場であり、お互い補完医療なのである。しかし、本当の餅屋は人間自身であることを忘れてはいけない。

今の世の中、あまりにも複雑化した時代に突入したので、病気も多岐に渡ってしまった。よって、さまざまな治療法や薬剤が生まれ、これにより一見治ったような錯覚を起こしている。これを正すには、自然のあるべき姿、原点に帰らなくてはならないことに気づかなくてはいけない。東洋医学が代替医療などといわれている以上、この先の医療業界は暗澹たるもので、いつまでたっても迷妄しているだろう。

外科的な疾患でもないガンに対して、鉄砲の弾丸を抜くが如く手術で切除したり、レーザーで焼いたりしている。とんでもないお門違いなことをやっている。ガンだけでなく、糖尿病も含め原因は、明らかに自分自身にある。

中国古来の東洋思想に易《えき》がある。食養法の指導者、桜沢如一《さくらざわよしかず》氏は、無双原理・易のマクロビオティック実用弁証法で、科学、哲学その他森羅万象には易の根本無双原理があるとしている。

「易が西洋人に理解される可能性は、はなはだ少ない。西洋人は、東洋人にとって（地理的）反対の世界、すなわち対蹠地に住むばかりでなく、思想的にも反対の世界に住んでいる。われわれ日本人が空気の如く感じている精神界は、彼らにとっては、ほとんど不可見解であって、彼らが物質界を深く生きているかということ（その証拠は、科学文明の荘厳）は、ほとんど完全には、われわれにはわからないのではないかと思われる。」

桜沢氏が述べるこの内容は、東洋と西洋の思想は決して融合することがないことを示唆している。また、「西洋がいかに多くの優越をもっていても、その母胎が常に流通至難なる二元もしくは二元的分析的排他的精神の硬化、不利用さである点において、畢竟するところ綜合的一元精神に征服され、少なくとも消化抱擁、止揚さるる運命を有っていることは否めない」と、健康の真理は東洋思想に帰結することを感じさせる内容を述べている。

4　環境因子の重要性

もうずいぶん前から、環境問題が紙面をにぎわしている。地球温暖化、空気汚染、水質汚濁、土壌汚染など枚挙に暇が無い。いったい、いつになったら解決するのであろうか。やはり、究極の解決策は、西洋文明にそろそろ終止符を打つことではないだろうか。つまり、西洋思想から東洋思想に切り替えるということである。戦争だって、攻撃性のある西洋文明の産物である。西洋文明を迎合していたら、この先、生命に多大なる損失を与えるであろう。人間だけではなく、植物、動物、行く末は地球という大きい生命体ですら、存続の危機に立たされるであろう。西洋文明があまりにも繁栄し過ぎて、現世、自然淘汰というより人工的な要素による淘汰が多々存在していることに警鐘を鳴らしたい。

緑豊かな通りを歩いていると、そこを通りかかった車がはき出す排気ガスほど不快なものはないことに気づく。自然空間にいると、人工物質である反生命物質の存在が際立ってよくわかる。普段、車が縦横無尽に走っている都会にいると、嗅覚も麻痺しているせいか排気ガスをたっぷり吸っていることに気づいていない。国土交通省がいくら排気ガスを規制したって、その規制量に対して医学的根拠が厳密に無いのだから、これらの安全保障は無いに等しい。

食品添加物についても同じである。人体に害が無い程度の基準量といって設定しているが、自信をもって無害と言い切ることが本当にできるのだろうか。これらの数値は、たかだか、ラット等の動物実験で短い実験期間によって得られた安全基準値であり、あてにならない。

このように、現在、人工的産物によって地球が汚れているのと同様に人間の体も汚染されている。地球が汚れていくのに相関して人間も汚れていく。人間も自然（地球）の一部であり小宇宙である。つまり、地球が汚れるということは、その中に生きてきる人間も汚れて当然なのである。

レイチェル・カーソン著の『沈黙の春』に、如実に記されているように、自然破壊が着々と進んでいる。殺虫剤といった農薬により、植物、土壌、水質の汚染が生じ、これより鳥は鳴かず、また死の川ができる。そして、最終的には、自然の逆襲がはじまるのである。

過度の森林伐採や漁業の乱獲なら、反省してその行為を止めれば、自然（地球）の生命力がまだ残っている限り、また元の通りに軌道修正を図ることができるだろう。しかし、人間のエゴにより勝手にこしらえた人工的物質はなかなか自然となじめなく、あとあと自然（地球）の生命力に響くことになる。たとえば、プラスチックや複合材料といった人工的産物を土中に埋めていても決して自然に還ることはなく、また原子力発電によって生じた強烈な有害な放射性廃棄物も、自然に還っていくにはかなりの年数がかかる。

地球が汚れ、人口が増え続け、行く末は宇宙のどこか違う星に住むことを人間はやりかねない。現在、宇宙開発で各国が鎬を削っている。地球以外で住むとなると、環境が異なるわけだから、様々な面において人間側が適応していかなくてはならないことになる。たとえば、宇宙食などが開発されて咀嚼の機能が低下し、顔が変形して宇宙人のようなものが多く存在する時代がやってきてもおかしくない。しかし変遷の際には、いろいろと歪みが生じてくるものである。現在、日本人の食生活欧米化という変遷により、病気という歪んだ形が生じ苦しんでいるのが良い例であろう。あと何百年も経てば、日本人も欧米人並みに腸の長さが短くなり、鼻が高くなり、目の色が変わってくるのかもしれない。しかし、今日の大規模な人工環境化に人間が適応しきれるとはとうてい思えない。

近代化とか都市化とは、地球の生命体を駄目にすることには変わりない。病気で苦しむなら、身土不二の考えに則って生きていく方が、地球、人間にとっていかに良いということを、そろそろ気づかなくてはいけない時代にきている。

人工物は反生命的物質

農薬、食品添加物、化学薬剤、さらに化学合成した物質たっぷりの化粧品や洗剤なども、人間のエゴによって勝手に作られたものである。たしかに、これらの影響で便利になったわけだが、生命を考えるうえで歓迎はできない。

工場で造られた人工的な食品は、どんなに頑張っても、天然物にはかなわない。生命科学の西岡一先生（同志社大学名誉教授）は、天然物と人工的合成物との違いを以下のような表現をしている。

「天然物として存在する時は、無毒どころか、むしろ善玉であるのに、その物質の化学構造を決定し、人工的に化学合成して純粋な形にすると毒性を発揮するということではないか。つまり、自然のなかで植物成分として存在する時は、他の多数の成分とたがいに干渉しあい、バランスを取り合って、無毒の状態となっているのに、人工的に合成すると毒物になるのである。……自然界はいい意味の干渉や絶妙のバランスによって無害で安全が保たれていると考えられる。」

これは、自然医学的な物の考え方と同じであり、多いに賛同したい内容である。さらに、商品となると、どうしても利潤追求が主目的としてあるので、生産効率重視になってしまう。そうなると、様々な弊害が生じてしまうのは必然である。たとえば、食品添加物である保存料を添加することによって食品を長持ちさせて、企業側の損にならないようにする。しかし、保存料といった人工的物質は、生体に活性酸素を生じさせ、生体の老化を早めてしまう。それから、自然界に存在している肉類を、百歩譲って良いとしても、現在、そのような自然なお肉が食べられる機会はきわめて少ない。不自然なまでにもホルモン剤等を投与することにより太らせた肉を、霜降りの高級なお肉だとグルメ志向の方々は喜んで食べる。病的な肉を食べて喜んでいるのだから実に不自然なことである。

人工的操作の多く入った西洋食になってから、女性の初潮は早まり、乳房が大きくなるといった肉体的な問題だけでなく、すぐ怒ったり、殴ったりするなど情緒不安定を起こすような精神衛生面の問題までもが起きている。これらは全て、人工物による反生命現象である。日本国家は、いったいいつまでアメリカに迎合して、ホルモン剤投与の肉を輸入し続けるのだろうか。

また、化学薬剤も反生命物質の最たるものである。たしかに、薬は痛みや不快な症状をとってくれるありがたい存在ではある。しかし、生命の本質的なところを考える上で、やはり歓迎できない。大小程度の差はあるが、薬も合成洗剤も同じなのである。極端な話、合成洗剤を飲んでいるようなものである。それを、役人や権威ある学者が、人体にとって微量だから無害で気にする必要がないと豪語する。見識者が太鼓判を押したのだから、患者さんは簡単に手を出してしまう。しかし、誰が人体に無害と決めつけることができるだろうか。一定の基準値とは、人間が勝手に作り上げたもので、生命の本質とは全く関係がないことは前述したとおりである。ガンの完治の基準が一番良い例である。現代医学においては、五年間の経過を見て再発がないと、完治とみなす。しかし、その後再発した例は多々存在する。実は完全に治癒はしていないのである。

このように巷には、医療も含めて人工物だらけである。このご時世、人工物とともに生きていくことは必要ではあるが、どうやら体内に入れる人工物には要注意である。体内に入れる人工的合成物質は、生命を削っていく反生命物質なのだから。

衣食住をどう考えるか

人間をとりまく最低限のもの、衣食住について見直してみたい。食については他の項目で詳しく述べてあるので、ここでは衣と住について触れることにする。衣と住がなぜ、生命と結びつくのか、しっくりこない方もいるに違いない。しかし、常に身体を包んでくれている衣と、毎日生活している空間つまり住まいの影響は無視できるものではない。

▼衣服　まず衣服についてだが、夏には薄着、冬には厚着というのが基本的なスタイルであろう。特に日本は季節感のある国なので、四季折々の衣替えをする楽しみがある。しかし、昨今、そのような季節感を味わいながら衣替えを楽しんでいない方が多く見受けられる。夏なのに厚い靴下を履いたり、さほど寒くない冬なのに、達磨のように着込んでいたりする。これは明らかに、現代人の皮膚が弱ってきていると考えられる。色白で弱々しい皮膚は頼りなく、これは過保護に育てられたら、なおさらそのような傾向が強くなるのは当然である。

細胞は呼吸をしている。当然、皮膚も呼吸しているのである。外界と接する体表の役割は非常に大きい。この大切な場所である皮膚を鍛錬するためにも、温水と冷水で交互に皮膚を刺激するといった温冷浴や、皮膚を外界にさらすといったことが必要になってくる。すると、外界に対しての抵抗力がつき、そう簡単に季節性の外邪が体内に入ってこない。私は、幼少時、野原で上半身は裸で下半身は半ズボン姿で昆虫を追いかけて遊んでいた。さらに、毎朝の乾布摩擦も大きな皮膚鍛錬になった。当時の皮膚鍛錬があったからこそ、多少寒くても薄着でいられ、風邪も引かずに元気でいられるのである。

今となっては、オゾンホールの問題で、紫外線の問題が取り沙汰されているので、あまり肌を長時間露出してはいけないといわれている。嫌な時代になったとつくづく思ってしまう。ただし、適度の紫外線は殺菌効果、治癒の時に必要な肉芽組織形成の賦復活《ふかつ》作用といった良い効果もあるので、そんなに神経質になる必要はないのである。

肌の弱い人は衣服の材質にこだわる人もいるので、そのことについても言及しておく。皮膚と衣服は直接触れるので、アトピー性皮膚炎といった皮膚に症状がある人は、少し気をつかってもらいたい。なるべくポリエステルといった化学繊維はやめて、絹や木綿やウールといった自然の物を利用して頂きたい。外からの刺激である化学繊維と内からの刺激である化学薬剤とは大小の差はあるものの同じものと解釈できる。当然、衣服を洗う合成洗剤も避けることができるのなら、ぜひ避けて頂きたい。

▼住まい　次に、住居、生活環境の人体に及ぼす影響を考えてみよう。毎日、当たり前にすごしている住居空間に対して、ありがた味を忘れている人は多いのではないだろうか。感謝すべき空間は住居だけでなく、我々が生きているというより生かされている自然空間全てに感謝しなくてはならない。

そんななか、光化学スモッグをはじめ排気ガスによる空間の汚れが存在する。排気ガスの悪口を言いながらも自動車を利用している理不尽さに、時代の流れに逆らって生きる難しさを痛感している。同様に、電磁波の影響が考えられる携帯電話、パソコン、高電圧送電線なども存在する。

宇宙空間より生じているγ（ガンマ）線などといった自然放射線は、自然発生物なので人間を含め生命体に悪影響を及ばさないと考えられる。人工的産物である放射線や電磁波は人体に有害であるのはいうまでもない。最たるものが、原子爆弾の放射能であろう。このような、非自然的産物は、なかなか自然体である人間と折り合いがつかない。よって、現在生じている様々な病気の原因の一部に非自然空間による影響も否定できないのである。

自然物と人工物が体内に入って及ぼす影響について考えると、自然物は身体にやさしく、人工物はそうではない、というイメージをいだく。それにはそれなりの理由があると私は考える。人間は自然環境、つまり自然物には気の遠くなるような長い時間をかけて順応するかたちで進化を遂げてきた。自然物と人工物とのちがいを考えるうえで、この長い時間が大事な鍵を握っているように思われる。長い時間をへることにより、人間は自然物と共鳴するような方向に造り上げられてきたと考えられるからである。一方、人工物においては、たとえ自然物と物質自体はそっくりに見えるものをこしらえたとしても、刺激パターンの他、複雑な因子が絡んでいる自然環境と同様の状態とは言い切れないので、身体は人工物に抵抗するといった説も考えられよう。

現代文明の影響により、精妙極まる自然界のバランスが崩れつつある。地球の温暖化現象やオゾンホールの問題が典型例であろう。自然物といっても、自然界のバランスの崩れにより自然物が猛威をふるうこともある。これも問題視すべき点であることは言うまでもない。

中国の長寿郷である巴馬に調査に赴いたことは前述したが、この時、この場所より自然空間を学ぶことができた。長寿者の家はレンガ造りであり、そこから発する自然放射能の測定を行ったところ、日干しレンガの自然放射能は高く、非自然的物質であるコンクリートの一〇倍を数えた。このような自然物による空間が、かえって生命に良い影響をもたらしてくれるのである。

生体に良い影響をもたらしてくれる空間の身近な例として、滝ツボ周辺がある。マイナスイオンを発生する癒しの空間である。茨城県の袋田の滝は日本一マイナスイオンがあるといわれている。住居ではないが、これも自然空間による産物である。マイナスイオンの商品は、いまや巷にあふれ、マイナスイオンが身体に良いといった仮説は一世を風靡したが、科学的根拠が明確に提示されているわけではないのが実情である。それなら、高価なマイナスイオン商品より、自然空間に浸ることにお金を費やした方が良いことになるだろう。マイナスイオンなんていう難しい言葉を使わなくても、自然いっぱいの空間にいると心が落ち着き、病の存在を忘れさせてくれる。自然空間がなぜ、身体に良い影響をもたらすかは、仮説が複雑に存在するが故に実証は難しいが、身体によいことは間違いなさそうである。人工的に発生させたマイナスイオンと自然産物であるマイナスイオンは、次元を異にすると考えられる。

最後に追加しておくと、長寿郷の住居空間は、現代医学的な衛生面から言うと、叱られてしまうほど不衛生である。高床式の住居の床下には、豚や鶏といった動物を飼っていて、それらの糞尿の臭いが漂い、台所にも小さな虫が飛んでいて、雑菌だらけである。しかし、彼らはこの雑菌と一緒に生きている。人間と雑菌を分けないで同じ生命体として存在している。先述したように、細菌が体内で自然発生するといった考えをもっていれば、細菌と人間を分ける必要がないのである。現代医学より生まれた現代衛生学は、雑菌を敵対視する傾向にある。病院では、抗菌グッズの使用や消毒の徹底というようにうるさすぎるくらいである。現代文明によって侵された現代人は、いつのまにか、体が菌と共存できないくらいに弱くなってきたのである。

5　長寿とは

人間は生まれながらにして、中国の医学でいう先天の精というエネルギーをもってこの世に産まれてくる。欲に任せて好き放題生きていたら、速く精根尽き果ててこの世を去ることになる。それに対して、欲を多少殺しながら節度を守って生きていたら、天寿を全うする可能性は高くなる。人それぞれ生き方は自由であり、別にどちらが良いということはない。太く短くだろうが、細く長くだろうがどちらでも良いのだが、一番大事なことは、自分自身が納得のいく人生を歩んだかである。また、ただ長く生きたから凄いとか、幸せであるなどと賛辞を贈るのは、あまり理解できない。短い命で多くの事をやり遂げた人は、長い命で不毛に生きた人より充実感があるに違いなく、長生きできたと時間ばかりに拘っていても虚しい限りである。この世で考える時間とは、あくまでも人間が決めた相対的概念であり絶対視するに値しないものと考えるからである。

長寿郷の人たち

中国の長寿郷、広西区巴馬を調査した際、棺の上に腰掛けて話をしている長寿者に出会った。天真爛漫な笑顔を浮かべて、この先にある死に対する恐怖感があるとは到底思えない。この先、自分が入る棺を準備していて、死を安らかに受けとめる準備ができている。これが天寿を全うするということではないだろうか。長寿郷では、まだ死にたくないと、往生際悪く生に固執している方は誰一人としていない。死を静かに受けとめ、豊かに生きた人生に静かに幕を閉じるのである。

自然態で生きていけば、天寿を全うできるものである。これを成し得る人は、生も死も断片的に捉えず連続的に考えている。これは、実に仏教思想や仏教医学の概念、輪廻転生があてはまる。

これより、天寿を全うするには、長寿郷での長寿者から学ぶことが一番の近道である。また、天寿を考える際、「生きている」と考えるのではなく、「生かされている」と考えた方が理解しやすい。人間は自然の一部であり、自然と一体になって生命を維持し、様々な生命体によって生かされている。

私は二〇〇三年一一月に、森下世界的長寿郷調査団に入り現地調査をすることによっていろいろなものを見てきた。多くの真実がそこには存在していた。今まで、長寿郷を写真や本などで見る機会は多くあったが、本物の空気を吸い、本物の水を飲み、本物の土壌を踏みしめ、そして本物の食物を食して、現代文明が様々な病気を産み出していることに確信をもった。

長寿郷の長寿者のように老衰という形で安らかに死を迎えるのは、今の日本ではなかなか難しい。日本だけでなく、近代社会つまり人工的世界で生きている以上、自然の死を妨げる障壁があまりにも多すぎる。人間の欲により、飲食物、空気、土壌などが汚染され、それらが人間を蝕んでいくのである。自業自得である。

貝原益軒の養生訓、第一巻の総論は言う。長く生きるも、短く生きるも自分次第である。たとえ、先天の精に恵まれ、逞しく産まれたとしても、欲に任せて好き勝手をすれば、短命になる、と。

「慾を恣にして身をうしなふは、たとへば刀を以って自害するに同じ。早きとおそきとのかはりはあれど、身を害するは同じ。……然れば、人の命は我にあり、天にあらずと、老子はいへり。人の命は、もとより天にうけて、生まれつきたけれども、養生よくすれば長し。養生せざれば短し。然れば、長命ならむも、短命ならむも、我が心のまゝなり。身つよく、長命に生まれつきたる人も、養生の術なければ早世す。虚弱にて、短命なるべきと見ゆる人も、保養よくすれば長命す。」

養生訓には、身を損なうのは、飲食、好色、睡眠、饒舌の欲と七情（怒、喜、愛、思、悲、恐、驚）の内欲と風、寒、暑、湿などといった気候的因子である外邪に限るといった内容が記されている。生活の心得のように教訓的に書かれたものこそ、病人には一番大事な処方箋である。このような処方箋を忠実に実践したからこそ、貝原氏は当時としては長命の八十四歳であったのだろう。

仮性長寿と真性長寿

現在、日本は長寿国として世界一といわれている。しかし、これは現実を知らない証である。日本国が長寿世界一というのは、色眼鏡をかけて見た場合の話である。世界的に百歳長寿者の最も多い地区は、中国、新疆ウイグル自治区である。

現在、寿命を計る物差しとして、平均寿命というものがある。これは、その年に生まれた〇歳児が平均して生きると予想された年齢を示す。よって乳幼児の死亡率が下がれば、必然的に平均寿命は高くなるのは当然で、長寿者が多く存在しているというわけではない。

つまり、これは偽物の長寿といった仮性長寿である。たしかに、数字だけを一瞥したら、この統計学処理にだまされてしまうだろう。数字のトリックとは実に恐ろしいものである。本物の長寿を測る物差しは、人口一〇万人に対して一〇〇歳以上長寿者の実数比である一〇〇歳長寿率を用いるべきであると森下氏は主張している。この考え方こそ、正真正銘の長寿を測る物差しであり、真性長寿を把握できる。

大体、国ごとで寿命を見ること自体がナンセンスである。同じ国でも、場所によって全く生活習慣が異なる。広い国ではなおさらで、地域ごとに食生活も含めて様々な生活習慣が存在する。国ごとで平均寿命を比較しても、長寿の秘訣は見えてこない。下手をすると、かえって誤解を招き、日本の生活が長寿を招くといった短絡的な発想にもなりかねない。よって、長寿の実態を調査するには、地域ごとに分析していく必要性がある。中華人民共和国には、一〇〇歳以上の長寿者が多く生存している。その長寿郷は、内陸部に存在している。一方、北京、上海といった国際都市に長寿者が多くいるかといったらそうではない。これらを全て平均してしまうと真相が見えなくなってしまう。中国を含めたユーラシア大陸の内陸部に長寿郷が多く存在しているのは、近代文明が入ってこないからである。短命地域は、近代文明に侵蝕されている傾向にある。近代食である人工的な食物が入ってきやすいのは沿岸であり、沿岸地域の都市部は短命傾向にあると森下氏は指摘している。

真性長寿地域の特徴は、寝たきり老人や痴呆症が皆無であり、飽食をしている者もいない。また、長寿者の多くは肉体労働者であり、高齢者だからといって安静にするといった風潮は微塵もない。

現在、日本が長寿世界一と喜んで、日本のやってきた栄養学や医療内容が正しかったのだと理解し、これからもこれを踏襲しようと考えるのは、あまりにも浅はかすぎるのではないだろうか。

6　健康自衛の知恵

我々は、西洋文明の力の恩恵を多くこうむっている。これらを全面的に否定したら、今の時代では、不便な生活になってしまう。全否定するつもりはないが、現在、医療に関しては矛盾だらけである。西洋文明による被害は、人間だけではない。鯉ヘルペス、狂牛病、鳥インフルエンザ……。次はいったい何が出てくるのか。いつまでこんなことを続けるのか。行く末、とんでもないことにならないように、今のうち軌道修正をできる範囲でやっていくべきである。現実的には、世の情勢を見極めながら、どこで折り合いをつけるかが重要になってくる。

ここ日本は、長寿郷といった桃源郷とは程遠い環境であるのが現実である。しかし、西洋文明が世を席巻するにつれて病人が増加しているのも現実である。曲学阿世がまかり通る世の中をさ迷う患者さんには、せめて治癒への道標を示したい。

患者さんも千差万別で、なかには「食物のことなんか一々気にしていられない！　私は好きなものを好きなだけ食べて死ねるなら本望だ！」といった方々もいる。スポーツ界では、本来楽しむべきスポーツが、ビジネスとなればそうはいかなくなる。体を必要以上にいじめてしまい、体内に活性酸素を生じさせ老化へと追い込んでしまう。お相撲さんやボディービルダーのように、とにかく体を大きくしなくてはやっていけないようなスポーツでは、食べたくなくとも動物性蛋白質の肉類をせっせと摂らなければならない。それでも、「好きな仕事（スポーツ）をやって、寿命が短くなるならそれでもよい！」という方もいる。また、仕事にどうしても行かなくてはいけないから、解熱剤を服用して高熱をすばやく下げなくてはいけない時もある。

治療家がこのような方々に対し、これらの考え方を辞めなさいとは言いにくい。人間皆価値観が異なるから、無理して治療家の価値観を押しつけるわけにはいかないからである。そこで、現代社会で生きていくうえで、妥協の精神というより折り合いのつけ方を知る必要性が出てくる。つまり、各人がどこで折り合いをつけるかが問題になってくる。

今の世の中、長い時間をかけて反生命的な製薬業界、食肉業界と一緒に、なんとかバランスをとりながら成立してしまった。この成立とは、これらの業界で日本経済を支えている一面があり、生計を立てている家族があることをいっている。このように無視できない現実があるので、すぐに明日から食肉、製薬業界にメスを入れて全面的に営業禁止勧告を出すわけにもいかず、ここまで発達した西洋産業を一度に全て破壊することは、到底できない話である。いずれにせよ、間違った形で長い時間をかけて発達した文化によって生じた現象なので、当然長い時間をかけて修正していく他ないだろう。

では、このようなジレンマの状況に対して、どうしたら良いかということになる。これは、各人がしっかりとした認識を持たなければどうしようもない。いちいち気にしていられないといって好き勝手気ままにやっていたら、医療費三〇兆円からは、いつになっても抜け出せないだろう。だるいとか、肩がこるとか、冷えを感じるといった症状をはじめ、ガン、糖尿病、心臓疾患といった生活習慣病で苦しみ続けることだろう。病気で辛い思いをするのも、それを見ている方も辛いものである。

各人の折り合いのつけ方次第で今後の世の動向が決まるといっても過言ではないのである。良い方向に行けば、長い時間かけて反生命的なものは少しずつ淘汰されていくかもしれない。社会的現象が、国を動かした一例として、アメリカ国立衛生研究所（NIH）代替医学局の設立が挙げられる。この機関は、昔から設けられていたわけではない。一九五〇年代のメンデル・モルガン学説が牛耳る医学界では、代替医学が入り込む隙はない。ところが、七〇年代、八〇年代にかけて、悪性腫瘍といった疾患が、非主流医学的方法により治る事例が、多々報告されるようになり、アメリカがついに公的機関に代替医学局なるものを設置するに至ったのである。

現実には柔軟に対応

自然医学的な立場から生命の本質を理解するのと、俗世で生きていくのとでは別物として話をしなくてはならない。この俗世に生きている以上、この中でうまく適応して生きていかなくてはならない。しかし、その適応の仕方も、〈自然医学〉の理解があるのと、ないのとでは、全く考え方が変わってくる。

そして、自然に対する考え方をしっかり正しく持っていれば、仮に自然的な生き方から脱線してもすぐに軌道修正して、体調不良の体を修復可能にすることができる。この俗世を、楽しく、そして上手く生き抜くために、私なりに体験を通して得た方法をお伝えしたい。

私は仕事やお付き合いの関係で外食する機会が多々ある。その時、蕎麦を頂くようにしている。これは嗜好の面も当然あるが、西洋食を摂るよりは生体に良いからである。蕎麦は、日本古来より食べられてきた栄養価の高い大変魅力的な食物である。日本最古の医学書である『医心方《いしんほう》』には蕎麦についての効能について書かれている。蕎麦の実の断面を見るとわかるが、胚芽が中央に横断して入っているので、精製しても比較的栄養が逃げにくい。蕎麦の成分には、米や小麦に比べて栄養上有用なタンパク質やビタミンB類も多く、血管の老化防止効果のあるルチンも多量に含まれている。また、蕎麦のでんぷん質は糊化温度が低く消化されやすい。

さらに、韃靼《だったん》蕎麦にもなると、ルチン、ケルセチンの量が日本蕎麦の四〇〇〜六〇〇倍ともいわれ、血液をサラサラにしてくれる。韃靼とは、中国蒙古地方のダッタン人が生活しているところを指し、そこに野生している蕎麦が韃靼蕎麦なのである。韃靼蕎麦は少し苦いが、これはカテキン（タンニン）といったフラボノイドの一種によるもので、効能は活性酸素の除去をはじめ、抗ガン作用、高血圧や高コレステロールの改善や過酸化脂質の抑制など様々なものが挙げられる。また、できれば十割蕎麦を食べて頂きたい。それに、わかめや山菜などもつければミネラルも補給できる。巷では、コンビニ、洋食レストランと同様に、蕎麦屋もある程度簡単に見つけることができる。

学校を卒業して社会人にでもなると、当然、付き合いも多くなってくる。知人との会食等で外食する際、一緒にお肉を食べる機会もたまにはあるだろう。その時、いきなり玄米と野菜を家から自分だけ持参して、皆と異なるものを食べだしたら、何か特別な事情が無い限り、周りの人は不思議に思い込みコミュニケーションがとりづらくなる。

また、アウトドアを趣味とする人は、みんなで楽しくバーベキューするのが、夏のレジャーとして楽しみであるに違いない。大自然の中で、自然と一体感を味わいながらの食事は、味も格別にちがいない。それは、それで楽しく頂ければ精神衛生的には大変よろしい。

このように、お肉を頂く機会があったら、楽しく美味しく頂けばよいのである。もし、不味《まず》いとか、体に悪いとか思って食べるなら、絶対食べない方がよい。精神的な影響は消

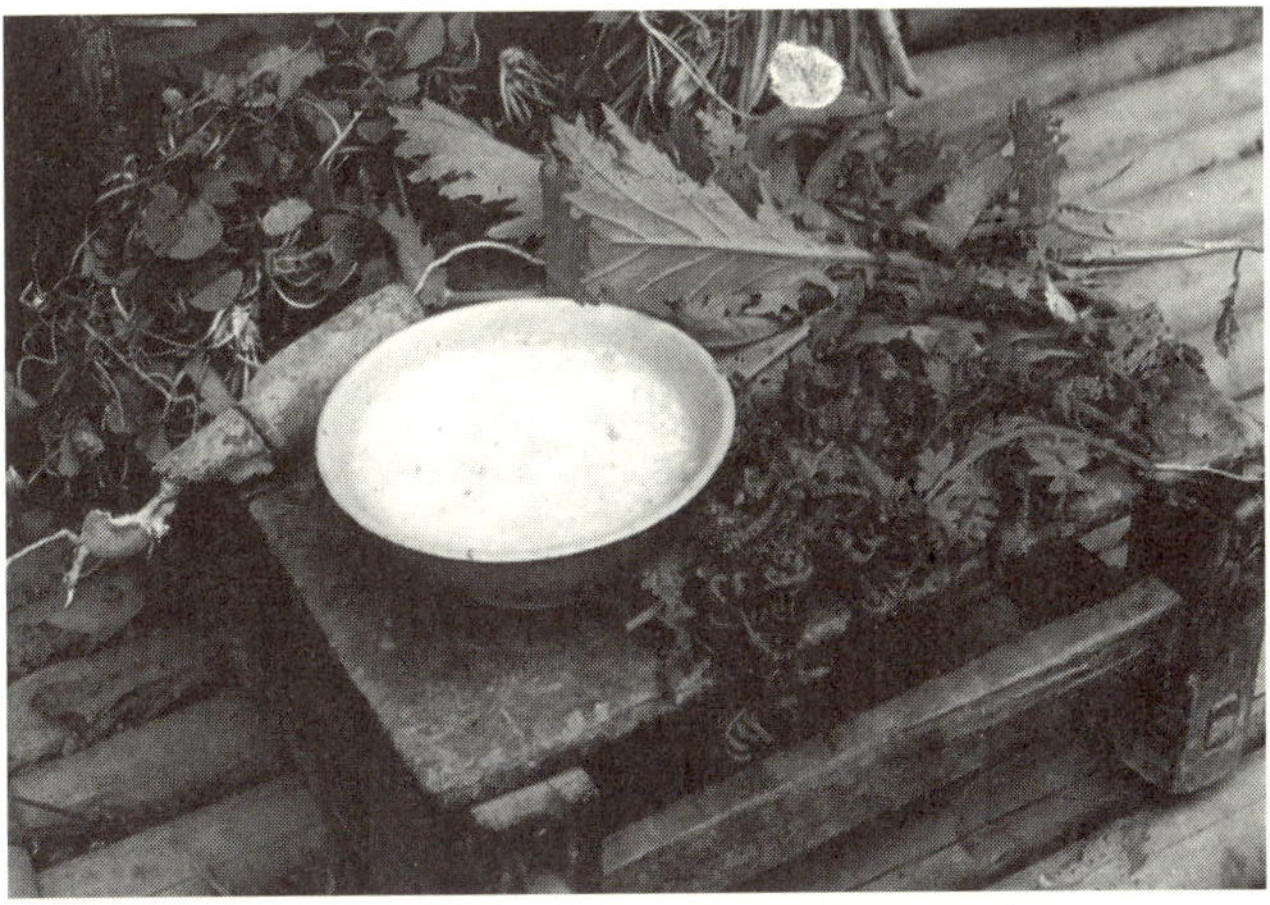

巴馬の長寿者のふだんの食事――トウモロコシ粥と野菜（『シルクロード長寿郷』より）

化機能の他様々なものに影響を及ぼすので、美味しく頂けないなら無理して食べない方がよい。

以前、巴馬の長寿郷調査に行った時、現地の方から香猪《シャンツー》の燻製をご馳走して頂いた。ありがたく頂き、地のものだけに大変美味しく頂くことができた。肉だって、身土不二の法則に則った地のものを、ごくたまに、少量、ありがたくかつ美味しく頂ければ、普段の食事がしっかりしていれば体質が頑丈なので害をうけることはほとんどないので、さほど気にすることはないだろう。

長寿郷でさえ、冠婚葬祭の特別な時はお肉をご馳走として食べる。ただし、肉の食べ方も、煮る方法が主であり、煮出したスープは捨てて、繊維質の蛋白源をとるので、西洋人が食べる食文化とはかなりの違いはある。また、長寿郷で食べる肉は、近代文明によって生産効率重視によって生産された薬漬けの肉類とは次元が異なる。ちなみに、添加物の薬漬けの肉類は、よく噛んで食べると、味に不自然さがあるからすぐに見抜ける。もちろん、添加物食品ばかり食べていると、それに慣れているせいか、不自然なものを不自然と気づかないで食べてしまう。ましてや、自然のものは味気がないといった不自然な味覚ができあがってしまう。しっかりとした味覚をもって食事を楽しみたいものだ。

いずれにせよ、肉がどうしても止められないなら、ごくたまに、良いお肉を、ご馳走感覚で食べるところから始めては如何だろうか。

特に、外とのお付き合いが多い方は、普段は玄米菜食を徹底して、強靭な体質製造に心掛けるべきである。すると、体を壊すことなく、楽しく生きていくことができる。とにかく脱線したら、自然医学的食生活に軌道修正するよう心がける。この意識を持っているか、持っていないかでかなり身体の状況が変わってくるのである。

防衛する手だて

精神衛生面の良さは、前述した通りだが、それには限界がある。食べた肉類が、体の細胞になることには変わりはない。よって、その他に、まだ体を守る方法を知っておく必要がある。それは、体内に入ってきた動物性蛋白質の害を極力減らすといったような解毒方法により体を守る方法である。具体的には、よく咀嚼する方法と葉緑素や薬草茶を多めに摂る方法がある。これらの効能の詳細については他の項で後述する。また、食品添加物といった人工的な合成物質や動物性蛋白質を摂取した時に体内に生じる活性酸素を除去するには、不純物を吸着してくれる炭素、抗酸化作用のアントシアニン、リコピンを含んだ野菜や果物を多く摂取するのも、体を守る良い方法の一つである。

さらに、心理的な影響も重要である。愚痴や小言に付き合って聞き流さないでいると、精神的にストレスがかかり、体は活性酸素だらけになって、肉食ばかりしている人には、相乗効果となって、体を壊す羽目になる。もし、精神的に嫌な言葉を耳にしたら、馬耳東風といった感覚で対応したら如何だろうか。気持ちを大らかに持ち、失敗を恐れないで行動することも、心理的に良い影響をもたらすので、そういう気持ちで社会を乗り切るのも、体を守る術の一つであろう。

また、少し体調が悪いとか、風邪を引いたくらいで、すぐに薬に頼る姿勢だけは辞めて欲しい。たしかに、すぐに症状を除去してくれる便利な存在ではあるが、できるだけ自然的手法で治すことを心掛ける。これも、身体を守る大事な術である。

便利なのは薬だけでなく、自動車、エスカレーターといった文明の力もある。それらばかりに頼っていると、脚の機能が衰えて、それに伴い様々な症状が出てくる。忘れていけないことは、便利をお金で買うのと同時に、命という高い代償も支払っているのである。

このご時世、そういった時代になってしまったのだから、自分の身体は自分で責任を持って守るほかない。

ちなみに、前述した術は体調の良い健康な人に限ってであって、病気を患っている人は、食べたいものをたまには食べたいといった目先の楽しみに負けないで、徹底的に治してからにして欲しい。そうしないと悪化して、これから先の人生も見えなくなってしまう。

操体法の四原理に学ぶ

操体法の創始者、橋本敬三先生が主張した生命の基本原理「食、息、動、想」を正しく理解することにより、自分の身体を守る術の効力を充分に発揮してくれる。以下、この基本原理を自然医学的な考察と併せて述べてみよう。

この四原理には無いが、一番大事なものは環境である。環境という大きな器のなかに、我々生命体が生かされている。環境とは空間であり、これはきわめて自然でなくてはならない。我々が住んでいる地球に限らず、存在する全ての星が互いに影響しあって生命を育んでいる。月と地球の間に働く引力と潮の干満の関係、太陽との距離による気温の関係、地軸の傾きにより生じる季節との関係など多くのものが挙げられる。

さらに、天からのエネルギーである宇宙エネルギーも生命に多大な影響をもたらしている。これは自然放射能であり、α、β、γ線といった極微量の放射線が、常に燦々と生命に降り注いでいる。人間は普段生活している時、目に見える世界だけで生きているという錯覚に陥り易いが、これら目に見えない自然放射能によっても我々は生かされているのである。この自然放射能は、東洋医学の世界で登場する気の概念と重ねることができる。東洋医学でいう気と宇宙からの自然放射能は、大きな枠組みで捉えれば同じものと解することができる。このように気、自然放射能は、環境条件なかでも鍵となる大きな存在である。気は、環境の中に存在している食、息、動、想全てに影響しているだけではなく、それら自身が気であるということが根本の概念としてある以上、生命を考える上で、気すなわち環境は大前提なのである。

▼食　では四原理の一つ「食」についてだが、体内に入ってくるものを全て食と解釈するなら、環境全体は広義として食と捉えてもよい。我々が一般的に食と理解しているのは、口から入るものといった狭義の解釈である。宇宙線、酸素などは経皮的に体内に影響している。影響しているということは、体を構成していると解釈することもできる。広義の食である環境の中に、狭義の食があるといった感じで、食が生命の土台であることには変わりない。食物は気の塊であり、古い食物より新しい食物の方が気（エネルギー）に満ちている。長寿郷では冷蔵庫といった文明の力はないから決して食物を長期保存するようなことはしない。その日の食物は、気の充満しているその日のうちにといった具合である。食とは、食物より気を頂き、我々にエネルギーを与えてくれる存在なのである。

▼息　次に「息」であるが、これは端的にいうと呼吸である。呼吸法は禅の流れからきていて、茶道、武道にも呼吸の重要性を垣間見ることができる。道（タオ）とつくものは全てつながっていて、日本精神の象徴である。当然、医道も同じであり、医術も患者さんと術者の呼吸が大事なのである。東洋医学的な療法になると、特に重要な要素となる。

呼吸は、安静時、運動時全ての行動についてまわる動作である。この日常不可欠な呼吸動作を甘くみてはいけない。「常に呼吸のいきは、ゆるやかにして、深く丹田に入るべし。急なるべからず。」

鳩尾《みぞおち》の上腹部では緊張せず虚の状態で、下腹部では気が満ちあふれている充実した実の状態でなくてはならない。藤田霊斎氏の著書『調和道丹田呼吸法』では、「先ず、上腹を虚にし、横隔膜を緊張下降せしめ、腹筋のすべてを緊張して腹圧を高め、腹壁を皷張せしむる一面に於いては、腰部に力を加え、腰を以って下腹部を強く押し、さらに臀部を後ろに引き、大臀筋をしぼって臀肉をしめ、肛門を強く引きしめると共に、下腹部を上にウムと巻き揚げるやうにするのであります。臍下丹田《せいかたんでん》に力を充たす當り、同時に、腰、脚、足《そく》心《しん》（足の中心）にも気力を充たすことを忘れてはなりませぬ」としている。

腹式呼吸により横隔膜がよく動き、そのすぐ下にある腸を良く刺激してくれる。腸こそ〈自然医学〉が主張する造血の場であり、腹式呼吸は造血にとっても大変ありがたい呼吸法なのである。

呼吸をする際に注意して頂きたいのは、口ではなくて鼻で呼吸をすることである。本来、口は呼吸するために発達した器官ではないとされている。口呼吸の悪い点を、人工歯根や人工骨髄で世界的に著名な医学博士西原克成先生が指摘している。鼻と喉を囲んでいるワルダイエル扁桃リンパ輪のリンパ濾胞《ろほう》のＭ細胞白血球が雑菌等を取り込むが、この濾胞内でできる免疫グロブリンＡ（IgA）が、口呼吸で鼻腔内が枯渇すると行き場を失い、リンパを経て血中に入り、腎臓の糸球体を壊してネフローゼになるとしている。その他、口呼吸により常在菌が体内に入りやすくなり、その結果様々な臓器を侵し、喘息、肺炎の原因になったりもすると、口呼吸に注意を喚起している。吐く時に口を使うならまだしも、吸う時は鼻を使うことを心がけた方が良い。現世、都会の空気はひどく汚れている。正しい呼吸により体の代謝を活発にし、汚れた空気より身体を守ることを心掛けたい。

▼動　次に「動」であるが、動きといっても静的なものと動的なものがある。たとえば、気功にも動功と静功があるが、双方生体に気を巡らすことによって生命にエネルギーを与えている。広義としては、静も静かな動きなのである。まずは、動的な動きから考えてみよう。たまに、高齢者の中で肉類が好きで動物性蛋白質を普通に摂取している方がおられる。もちろん、甘い物であったりすることもある。このような方々は、何らかの形でそれらの悪影響を相殺するようなかたちで生活をしている。

悪影響を相殺するやり方の一つとして、身体を良く動かすことが挙げられる。元気だから身体を動かしているのではなく、身体を動かしているから元気なのである。動くことにより代謝を促し、汗を流し、老廃物の蓄積を極力減らして、さらに心地よい疲労感によりに良いストレスを与える。運動習慣にルールはないので、プレッシャーを感じないで、心地よい疲労感の得られる運動習慣を身につけて欲しい。歩くだけでも、自然治癒力を高めてくれるので、なるべく文明の力に頼らず、自然的手法で解毒してもらいたい。

では静の動きの最たるもの、姿勢についてだが、姿勢も動の重要な要素であり、いくら動いたって姿勢が間違っていれば効果半減でもったいない。太極拳のようにゆったりとした動きでも、その姿勢、動きには気が巡っているので大きな力を発揮することができる。また、普段の姿勢も意識したいものである。意識していると、そのうち自然と生命の治癒力を上げる姿勢へと自ら落ち着いていくに違いない。

▼想　最後に想の概念である。想うということが生体に多大な影響をもたらすことは、体験的にも周知のことであろう。失恋したときに食欲不振や過剰になったりするのがいい例である。これより、ありがたく頂く食事と嫌々頂くのとでは、生体に与える影響が大きく異なる。心の持ちようで自然治癒力も大きく変化するのである。よって、食事を頂く時、仕事をする時、遊ぶ時、常に感謝の気持ちを忘れずにいることで、身体の状態は自然と良い方へと向かっていくのである。

▼食の重要性　以上、四原理を述べてきたが、まとめとして愚見を述べると、「食」の

重要性を特に強調したい。正しい食を行えば、正しい息、正しい動、正しい想が自然に生じる。宇宙という大きな自然空間の中に我々は生かされていて、その根幹に生命の基本となる食があり、それを土台として息、動、想があり、これらはお互いに関わりあっている。食生活を中心に、呼吸法、運動習慣、物事の考え方の重要性を踏まえた上で生きていくことは、身体を俗世から自然と守っていることになるのである。

適度なストレスのもとなら身体にいい影響をもたらすのだが、近代社会のストレスは過剰である。食品添加物、排気ガス、騒音、不快な人間関係すべてストレスのもとになる。週末に、都会人は、自然の多い郊外にわざわざ出かける。ストレッサーからの解放であり、かなりのストレスが生体にかかっている証拠である。接待で脂こってりのご馳走を頂いたならば、帰宅したら、葉緑素を多めに摂るという心構えが現代では必要なのである。神経質に見えるかもしれないが、習慣としてしまえばなんていうことはない。はじめは意識的に行うであろうが、かなり身体がクリーンになってくると、邪食や公害物質に触れると自然と身体的にそれを欲するので、意識せずしていつのまにか行っている。何かすっきりしないといった感じで歯を磨くようなものである。

以上の内容を参考にして、なんとか解毒方法を身につけ、自分の身体は自分で守って欲しいものである。

酒、タバコとは上手につきあって

嗜好品には様々なものがあり、代表格として酒、タバコがある。疫学調査、生理学的実験の結果、タバコ、酒と疾患との因果関係があると言われ続けてきた。仮性長寿のところで述べたように、数字を扱う統計処理はていねいに解釈しないと、とんでもない勘違いをしてしまうことがある。数字とは、自分の都合の良いようにいくらでも解釈できる。

現在、肺ガンの患者さんが大勢いるように、タバコを多く吸っていた昔にも多くいたのだろうか。タバコは昔となんら変わっていない。強いて言うなら、銘柄が増えただけである。周囲の変化の方がはるかに目につく。どうして、そこに目をつけないでタバコばかり悪者扱いにするのか不思議である。以前、森下氏に戦後初期の昔話をうかがったことがある。

「昔は、汽車の中でタバコをふかしている人がかなりいて、車内に煙がこもっていた。禁煙ブームの時代により、昔に比べて喫煙者が減少してきた。それなのに、肺ガン患者は増え続けている」。さらに続ける。

「お茶の水クリニックでも、一〇年間ほど、肺ガンの患者さんを追いかけたところ、非喫煙者の方が喫煙者より肺ガンの罹患率が僅かに高いという結果が出てしまった。」

これらの事実はいったい何を意味しているのだろうか。普通に考えたら、何か他に原因があるのではないかと思うのが自然である。

喫煙=肺ガンの学説の根拠に、ネズミにタバコを吸わせて肺ガンを誘発させた実験がある。その時に行われた研究でネズミに吸わせたタバコの本数は人間に換算すれば二〇〇本／日の量であるうえ、しかもネズミを固定させたうえで、本来タバコを吸うはずのないネズミに無理やり立て続けに吸わせたのである。これにより生じたガン細胞は、タバコというより、拘束というストレスによる影響の方が大きいと見る方が自然であろう。それに、実験として使われたネズミ一〇〇匹のうち肺ガンにかかったのは数匹だったらしい。これなら、肺ガンの原因を他に求めてもおかしくはない。現在は、排気ガスによる人工的合成物質による大気汚染も含めて、人間の体を汚している物が多々存在している。このようなものに対しては肺ガンへの影響を騒がないで、タバコのことばかり引き合いに出すのは科学的とは言えない。

分子生物学に基づいた分子栄養学を創設した三石巌氏は、タバコについて、一本吸うとビタミンCが二〇〇ミリグラム減ったり、活性酸素を生じたりというデメリットについて言及しているが、この程度のものは、それを相殺してくれるスカベンジャー的な役割をする食物を摂取すればなんてことはない、と説いている。

かつて、日本が誇る東京帝国大学医科大学教授の山極勝三郎氏らは、ウサギの傷つけた耳にコールタールを反復して塗り、ついに人工的に皮膚ガンを世界で初めて発生させ、ガンの発生原因の一つである刺激説を実験的に証明し、一九一五年に発表したのである。ウサギに塗布し続けたコールタールの量は、人間にあてはめると想像を絶する量になる。

そもそもタバコの煙には約四〇〇〇種類のうち有害成分は約二〇〇種類、うち発ガン物質は約五〇種類といわれている。タバコの有害成分の代表格であるタール、ニコチン、一酸化炭素はたしかに人体には有害であろう。しかし、それ以外の多くの成分はいったい人体にどういう影響をもたらしているかは詳しいことが解っていない。森下氏の友人であるブルガリアの衛生学教授は、タバコを吸うことによって雑菌等を殺菌してくれるという、いわばタバコ燻製説を唱えている。

たしかに、肺ガンの患者さんに喫煙者が多いことは事実である。しかし、タバコを吸わない方にも肺ガンを患っている方が多くいるというのも事実である。そうなると、肺ガンの原因として喫煙を絶対視するのは御門違いになる。現在、タバコといった自然物質よりも人工的な合成物質が当たり前に存在する世の中である。そういったものはあまり真剣に問題にしないといった前提が、現代の風潮としてある。そういった意味では、タバコが肺ガンのプロモーター因子としては成り得る可能性は否定できないが、これでは真実が見えてこない。やはり、イニシエーター因子をはっきりさせることにより、解決策がみえてくるのである。

中国の長寿郷巴馬で、ご老人から竹筒でかなりきついタバコを勧められた。私は慎重にそれを口に近づけ、ゆっくり味わおうとしたが、多くの煙で少しむせ返ってしまった。もちろん、ノンフィルターである。長寿郷の人々は、自然の中でタバコやお酒といった自然

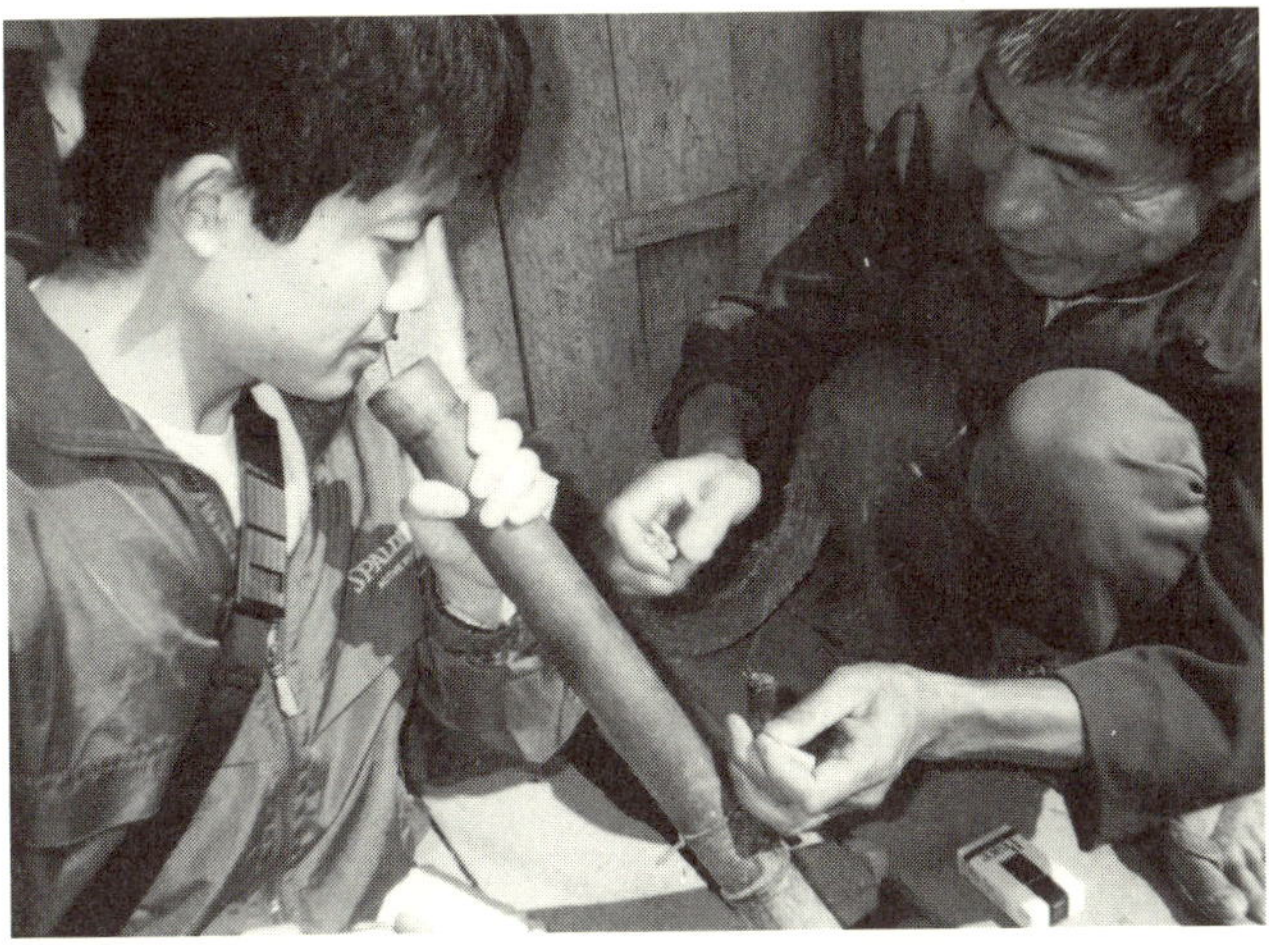
きついタバコをすすめられている私（2003年11月、巴馬にて）

の恵みをありがたく頂き、適度にたしなんでいる。それも、すばらしい笑顔をしながら。このような世界に、タバコ＝肺ガン説は到底思いつかない。西洋文明で築き上げた西洋医学は、タバコを思いっきり敵対視するが、タバコを敵にするくらいなら、もっと他に敵にしなくてはならないものは山ほどあるではないか。

私は何も、「タバコは害がないから、どんどん吸ってもよい！」なんてことを言っているわけではない。長寿郷の生活を調査してきて、タバコ＝肺ガンといった短絡的思考が成り立たないことを確認したので、ここで少し立ち止まって、肺ガンの原因を見直してはいかがですかと提案しているのである。ただし、タバコが嫌いな人は、もう煙どころか、吸っている人の姿を見てい

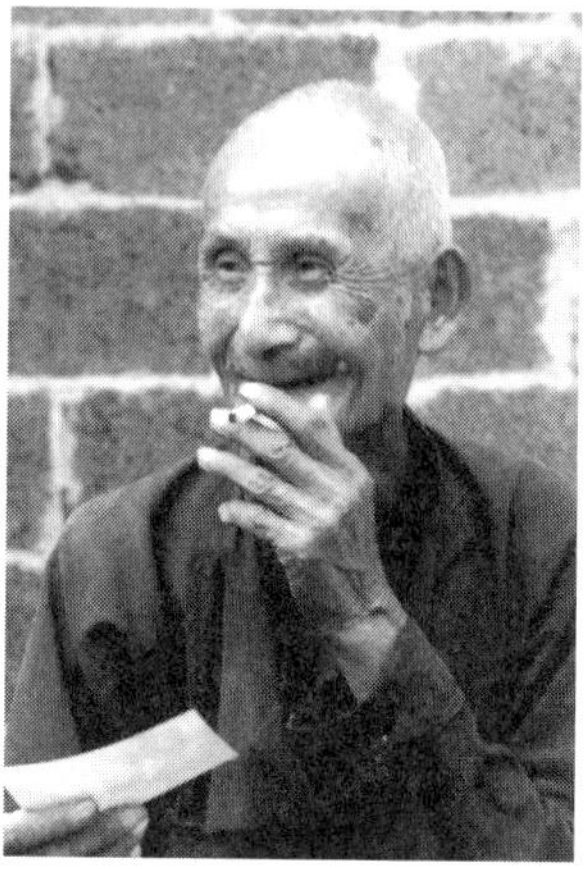

タバコをくゆらせる110歳の老人
（『シルクロード長寿郷』より）

るだけでも嫌になるに違いない。これは大変なストレスであり、これにおいてはタバコ＝肺ガンも成り立つであろう。現代医学が指摘しているタバコの害は、タバコに含まれている有害成分の害を病理学的に説明しているだけである。タバコに対して偏見的な見方で成立した学説は、医学でもなんでもないのである。

酒に関しても同様である。約二千年前の漢書『食貨志《しょくかし》』には、酒は百薬の長とされている。酒は適度にたしなむ程度なら、生体に陽気を巡らし、精神衛生面にも良い影響をもたらす。また、適度なお酒は、逆に死亡率を下げるといった「Jカーブ効果」は既に実証されている。

さらに、生理学的な効果として、善玉（HDL）コレステロールを増やし、悪玉（LDL）コレステロールを減らすことにより心臓疾患を予防することができる。その他、ビールにはビタミンB群の他、多くのミネラルが、赤ワインには抗酸化力のあるポリフェノールが多く含まれている。

現在、市販されている酒には様々なものがある。ビールの原材料は、純粋な麦芽、ホップだけでなく、コスト削減のため、コーンスターチや糖類といったでんぷん質が含有されているものが多い。たまにならいいが、このようなものばかり飲んでいると糖質過剰になり、生体のバランスを崩してしまう。その他、カクテルといったしゃれた酒には、合成着色料、香料がたっぷり使用されている。これは見て華やかなものであり、たまに召し上がるならまだしも、常飲は避けたいものだ。

このように、お酒は人生に味付けをする大事な存在であるので、お酒好きな方は、特別な病気で無い限り、お酒は良くないから禁酒といったことにこだわる必要はないのである。酒もタバコもやらない方でも、お茶は誰もが好む嗜好品であろう。お茶の有効性をここで説かなくても周知の事実であるから、ここでは喫茶の在り方について述べてみたい。

私は喫茶店を良く利用する。喫茶店でも雰囲気はまちまちであり、自分のお気に入りの空間だとリラックスでき、気分転換を図ることより自然治癒力がぐっと上がった気になる。私の喫茶店選びの大事なポイントは、照明、音楽、空気である。照明が明るすぎても落ち着かないし、暗すぎると本も読みずらくイライラしてしまう。かかっている音楽は、クラシックが好きなので、バロックが流れていれば迷わず入ってしまう。自分好みの音楽は、脳よりα波が出て生体をリラックスさせてくれる。そして空気についてだが、換気が悪いと気分が悪くなるだけでなく、衛生上よくない。また、冷暖房が必要以上にきいているのは最悪である。これは自律神経を失調させて、喫茶店から出るとどっと疲れがでてしまう。癒されるために入った喫茶店で疲れてしまうのでは元も子も無い。

喫茶店とは、お茶を飲みながらリラックスするくつろぎの場所であり、自然治癒力を活性化させる場所でなければならない。しかし、現実、そういったところは少ない。冷暖房がガンガンにきいている中、煙や粉塵がムンムンとこもり、陳列されているのは不健康極まりない邪食品のオンパレード。たまに、食するなら嗜好品としての楽しみの価値もあるが、常食すると、これは赤信号点滅で、生活習慣病まっしぐらである。

嗜好品を適度にたしなむことは、自然治癒力を高めることにもなる。世の風潮に惑わされることなく、生体をリラックスさせることを忘れてはなるまい。

意識改革をしよう

肉はすごく食べたいが、体に良くないから食べないといった自称菜食主義者である患者さんに会ったことがあるが、これは悪いとは言わないが少し無理がある。何だか、やりたいこともやれない、つまらない人生を送っているような感じに聞こえる。この考えだと、かなり精神的にストレスを受けるので、何か違う形で体を壊していくような気がしてならない。現に、精神的ストレスにより、ガンを発生させやすくすることは解っている。これでは意味が無い。それなら、好きなまま生きれば一番良いではないかということになるのだが、それだと体を壊してしまう。

このような二律背反的な要素を含んだ面をどう乗り切っていくかが大事なのである。これは、匙加減がポイントになるだろう。そのうちに調整がとれてきて、納まるべきところに納まる。そして本来、必要のない肉食欲は淘汰されていくに違いない。当然、肉を食べたいといった感覚はもう無いので、肉を食べなくても少しも辛くない。悟りの境地を開くように、煩悩《ぼんのう》が消滅していくのである。食養生の大家である桜沢如一氏が、好きなことを好きなだけやると言われたのは、このようなことが前提にあってのことだと私なりに解釈している。

科学技術の発展がなければ、夜も電気はつかず、通信には時間がかるといった非常に不便な生活になってしまう。しかし文明が栄えれば栄える程、病人が増えていく。高い賭け事をしたら、高い危険を伴うハイリスクハイリターンである。これは文明が発達すると同時に仕方がないことなのだろうが、しかしここまで病人の多い現在となっては、原始時代まで遡らないにしても、一昔前の飢えの生活を思い出す必要性もあるだろう。つまり、この物質の豊かな時代には、考え方を変える必要性が出てきているのではないだろうか。

幸福であるとはどのようなことかを考える時、好きな物が思うように手に入り、思いっきり贅沢ができることであるといった内容を今時言う人はあまりいない。たしかに、一時は満たされた気持ちになるが、それは刹那的なものである。しかし、心の持ち方一つで人生観や物の見方が変わる。たとえば、食物が出来上がるまでの過程を考えれば、食物をありがたく頂くことこそ幸福につながる。このように心の持ち方次第で生き方は変わってくるし、当然、体の健康状態だって変わってくる。

食養生をしっかりやっても、なかなか効果が出せない方も稀にいるのも事実である。しかし、これはどこかでまだ食と心がかみ合ってないことも否定できないのである。

「求める時には見つからない」といった禅の言葉や中国の古代の言葉である「弟子に心の準備ができたとき、ちょうど師匠がやってくる」といった内容に象徴されるように、病の回復は、心穏やかに悟りを開いた時に治るのである。治そうと心ばかりが焦っていては、治す器がまだできていないのであるから空回りするばかりである。

治療者が患者さんに様々な内容を厳しく指導したとしても、当人が窮地に立たされて真に悟らないと、長続きはしないものである。指導者のアドバイスを軽く流していた患者さんが、重病にかかって死を予感した時になってはじめて、藁をすがる思いで必死に指導者の言うことに耳を傾けるのである。甘いものが大好きな人が糖尿病になったら、ぴたっと食べなくなる。肺ガンの人は、現代医学でタバコが悪いと言われているので、一日三箱吸う人がもうタバコを口にしなくなる。要は、甘えである。病気で苦しんでいない時は、箍《たが》が緩んでいるのである。病になる前に、意識改革を！

第3章　自然治癒力を高める治療

1　鍼灸治療

鍼灸治療の歴史を紐解くとかなり細かくなるが、鍼灸治療が最も古代的な治療といっても過言ではないだろう。その詳細は専門書に譲るとして、ここでは主に鍼灸治療とはどのような考え方で自然治癒力を高めていくかを考えていきたい。

鍼灸の生理学的な効能として、鎮痛作用のほか造血機能を増加させ、リンパ球が増加することにより免疫作用が高くなる、血小板が増加することにより止血作用が高くなるなどが挙げられる。総じて各組織の機能を亢進させるといった内容で副作用的なものはほとんどなく、良いことばかりである。その他に灸となれば、殺菌作用等もある。灸療法は、基本的には温めるという発想で生まれたものだから、陰性体質の患者さんにはよく奏功する。ただし、これらの効果は、血球の起源である食を正さなければ、効果は半減してしまう。

灸療法は、ヨモギより得られた艾《もぐさ》を皮膚の上で燃焼させるのが一般的である。その他に、皮膚の上に生姜、味噌、塩などを置いて、その上からお灸を据える隔物灸といったものや、棒状の灸を用いて皮膚から離して温めるものもある。隔物灸としてお勧めなのが、心地の良い枇杷葉温圧灸療法で、この詳細は後ほど記す。

鍼のいろいろ

鍼療法は、石を尖らした砭石つまり石鍼を起源とし、現在に至るまで多種多様の鍼が用いられてきた。鍼の太さも毛髪のような極細のものから針金のように太いものまであり、形状においては、画鋲のように皮膚内に留めて置く円皮鍼《えんぴしん》やそれと似たような皮内鍼《ひないしん》など様々である。さらには、古くなった血（瘀血《おけつ》）の排出や滞った血流の改善を目的とした鍼先が鋭利になっている瀉血用の三稜鍼、そして多くの小さな鍼のついた梅花鍼といったものもある。

鍼は全て刺すというイメージを抱いている方が多いだろう。しかし、刺さないで、皮膚の上を突起のついたローラーで転がして刺激をするといった小児によく使われる小児鍼もある。また、体内に刺入しないで接触させるだけの鍉鍼《ていしん》は、金、銀といった鍼の材質までこだわる。これらは、物理的刺激効果以外に、体表の気を動かし、体内を縦横無尽に巡っている経絡を介して五臓六腑に働きかける役割も期待している。現在はほとんど行われていないが、体内に鍼を埋めてそのままにしておく埋没鍼というものもかつては存在していた。

また、中国でよく行われる火鍼《かしん》なるものは、字面だけ見ると拷問のようにも思えてしまう。これは、鍼先を火で真っ赤になるまで炙《あぶ》ったら即座に、速刺速抜といった速技を行うものである。一見、熱そうに見えるがそうでもなく、様々な症状に有効である。そして現代、日本ではやりつつあるのが、やはり電気鍼ではないだろうか。一九七二年のニクソン大統領の中国訪問時、鍼麻酔による手術が世界的に報道された話は有名である。その前までは、日本では電気を用いての鍼は盛んではなく、むしろ、電気的な力を借りることなく、銀の鍼一本で勝負するといった治療家が多かった。しかし、現在の日本でも、経絡を重要視し、中国古典医学書、『黄帝内経《こうていだいけい》』に則って忠実に鍼治療を行う経絡治療の臨床家も少なくない。

西洋医学と鍼治療

西洋医学に限界を感じている医師が、病院で鍼治療を施すところも増えてきているのは喜ばしいことではあるが、鍼を単なる外科的なメスといった感覚でしか捉えられていない感があることは否めない。これでは東洋とは名ばかりで西洋医学の代替の道具になっているだけで、期待する効果もいずれ頭打ちになってしまうであろう。ただ、電気鍼は一定効果を期待することができ、また解り易い治療法のため、西洋医学に比較的受けがいい。微弱電流を流す低周波鍼通電《はりつうでん》療法は、筋肉をダイナミックに動かすため、筋肉中の末梢循環が良くなる。現に、サーモグラフィーという温度測定器で体表温度を測定すると、施術後では、明らかに皮膚温上昇が見られる。しかし、これは西洋医学の生理学の域を脱していない鍼治療であり、神経生理学的な鎮痛効果、筋緊張緩和、血流促進といった効果を狙った物理療法である。よって、これは経絡治療や現在中国で行われている中医学的な鍼治療とは一線を画すものである。

いずれにせよ、鍼治療は、薬物療法のような副作用はほとんど無く、体外からの刺激療法という点ではどの治療法でも共通している。どんな術式であれ、生体にある一定の効果をもたらすことは期待できる。このように、鍼治療には様々な方法があり、十把ひとからげに言うことはできないのが現状である。

鍼治療は、現在に至るまで様々なかたちで理論形成されてきたが、一番大事なのは、臨床効果を上げることであろう。漢方医学の先哲である北里大学東洋医学研究所の創始者である大塚敬節先生が晩年のころ詠った短歌として「術ありて　後に学あり　術なくて　咲きたる学の　花のはかなさ」がある。これは、前の五、七部分は東洋医学を、後ろの五、七、七部分は西洋医学を核心ついた言葉で歌っている。

鍼灸治療の臨床的効果を学術的に説明することは、大学や研究機関で盛んに行われてきて、いろいろなことが解明されてきている。この際、科学研究としては、ＥＢＭ（Evidence

Based Medicine）といった実証的根拠の提示が求められる。これは、万国共通認識である科学といった俎上にのせるためには当然ではあるが、臨床上これに終始してしまうと何も発展性はないと思われる。

肉眼的に把握できない気の概念を含んだ東洋医学は、現在、科学の土俵にのれないでいる。しかし良く考えると、エビデンス（証拠）とは、過去から現在に至るまでに起こった事実を科学という人間が勝手に拵えた枠で捉えるということであり、まったく新しい概念をもってくるとあてはまらないのは当然である。たとえば、１＋１＝２という大前提、アプリオリがあり、この中で物事を捉えるしか科学には方法がないのである。つまり、人間が定義した把握し得る範囲でしか評価できないのである。医学に限らず現代科学が、このような束縛を受けている以上、新説が定説となるのは、よっぽど頑張らないと生まれてこないわけである。

ＥＢＭは、ある一定の信頼性が得られ、患者さんに納得してもらうことができ、一定の共通認識を持たせたりするにはたしかに大事な手段ではある。しかし、あまりそれにこだわり続けると、新しい突破口は見出せないだろう。鍼灸治療の効果は、科学で実証し得る生理学的な効果の他に、気を動かすことにより生命エネルギーを高め、自然治癒を導いていく可能性を秘めていることを忘れてはならない。

治療家は、東洋の鍼灸は自然治癒力を高め、西洋の薬は自然治癒力を低下させるといった共通認識を持たなくてはいけない。投薬治療といった西洋の智慧と鍼治療といった東洋の智慧は、生命の治癒に対して全く反対のものである。時々、鍼を刺して湿布を張っている治療家を見かけることがあるが、これでは症状が緩解《かんかい》しても、何が効いているのか全く解らない。湿布のような経皮的に身体の内部に薬物が入っていくとなると、体に優しい鍼灸治療を施しても元の木阿弥である。つい、経口でなく経皮であると、なんとなく安心感があり、体が薬で毒されていない感じを受けるが、経皮的浸透による身体の影響も侮れない。鍼灸と湿布の併用は、東洋と西洋を無理やりくっつけているので、鍼灸治療本来の効果を発揮しにくい。漢方薬と鍼灸を併用する施術家はいるが、これは双方とも東洋医学なので、相乗効果をもたらすことになる。

鍼治療の条件

鍼灸の治療効果は、生体を取り巻く様々な生活習慣によって差が出てくる。効果が上がらなかったからと言って、治療家の腕が悪いと即座に決めつけられない。治療効果を減じせしめる要因が存在する以上、鍼灸治療を受けても効果がでにくいことがある。食生活はいい加減で、病院で処方された薬は飲み、毎日ストレスのかかる仕事といった状況では、治療以前の問題が大きすぎる。治療して効果が出なかった時は、例外として捉えるのではなく、治療効果を阻害している因子を問診により把握すべきである。阻害因子が多ければ多いほど、治療効果が上がらないのは当然のことである。

また、体質に個人差もある。体質は、生まれながら備わっている先天的な要素（先天の精）と、生後、水穀《すいこく》の精微《せいび》といった栄養（後天の精）により決まってくる。もともと、生まれつき先天の精が弱い場合もあるので、治療家はこれらを総合的に考慮した上で、臨床に携わっていかなくてはいけない。

また、鍼治療についての悪い面が、『養生訓』最終巻の第八巻に触れられている。鍼は薬や灸よりは利害が大きいので注意して行うようにといった戒めがある。これは、鍼治療は体を大きく揺さぶるので、やたらに施術するものではないということである。それに、鍼灸治療に頼りすぎて、患者さん自らが自然治癒力を引き出す力を衰退させてしまう可能性も否定できない。治療を受けることなく、自然態で生きながら自然治癒力が働いてはじめて真の健康体と言うことができよう。

蜂針療法

ミツバチと治療の関係で一番なじみがあるのは、抗菌作用があると言われるプロポリスであろう。プロポリスには、フラボノイドという主成分が含まれており、副交感神経を刺激して体を自然治癒に導いてくれる。天から頂いた自然の贈物である。その他に、ローヤルゼリー、蜂蜜も滋養強壮によく効き、最高にバランスのとれた栄養食品でもある。ここまでの方は、周知の事実としてよく御存知の方も多いだろう。

では、少し痛々しい治療法として、蜂針療法は御存知だろうか。針は針でも蜜蜂のお尻から出る針で治療をする。これも、鍼治療同様、長い時間をかけて創り出された人類の叡智であろう。

ミツバチの蜂毒液には、血圧降下作用のあるヒスタミン、スタミン、血管損傷時に止血に役立つセロトニン、中枢神経を活性化するドーパミン、自律神経系に影響をもたらすノルアドレナリンといった様々なアミン類の他、ガンを抑える働きとして注目されているポリアミン類も含まれている。その他、細胞の成長促進作用、血圧降下作用などもある。

また、アドラピンという鎮痛作用のあるペプチド類も蜂毒液より確認されている。痛々しい針から鎮痛効果のある成分が分泌されるとは、実に面白い。さらに、細胞を活性化させて再生させるには必要な成分であるフォスフォリパーゼA2といった酵素までもが入っている。自然医食療法の中でも酵素の重要性は以前より言われているように、天然の酵素は自然治癒力を高めるには最高の物質なのである。

蜂針療法は、ピンセットで蜜蜂のお尻から針を摘み出して、主に体のツボ（経穴）や症状部位に刺していく。刺した部位周辺は、蜂の様々な分泌成分に身体が反応し、赤く斑点ができるが、この反応が自然治癒に一役買うので気にすることはない。

蜂針療法は、肩こり、頭痛、冷え症といった不定愁訴から、五十肩、むち打ち症といった整形外科的疾患、関節リウマチ、アレルギーといった免疫系疾患まで様々な病状に対して有効である。天然の鍼、蜂針は実に頼もしい治療用具なのである。

枇杷葉温圧灸療法

枇杷葉温圧灸療法は、温熱、圧刺激、薬効の三拍子がそろった優れものである。人間の体は、温めるだけでも体に良い生理学的効果をもたらす。病気は冷えからくるとはよく耳にする。温熱療法は、血行を良くし、細胞の代謝機能を高めてくれる。ただし、リハビリテーションの分野で、物理療法の一環として寒冷療法といった症状を一時的に和らげるものはある。圧刺激は、指圧治療の圧迫といったイメージである。この単に圧するだけの刺激が、生体に良い生理学的効果をもたらし、自然治癒力を高めてくれる。

また、枇杷葉温圧灸療法を施している際に、芳ばしい香りが漂ってくる。棒灸の艾と枇杷の葉が焦げる臭いは独特で、私はこの香りが大好きでとても癒される。私にとってこれは芳香療法にもなっている。つまり、アロマテラピーである。

最後になんといっても、枇杷葉独特の薬効である。薬といっても天然の薬である。漢方薬、湯液といったら、内服することにより身体の内側から薬効成分が小腸を通して吸収されて効果を発揮するのに対して、枇杷葉温圧灸療法は、葉を皮膚にのせて術を施すので、薬効成分が経皮的に浸透して身体の外側から体内へと入っていくのである。

その主たる成分は、ビタミンB_{17}でアミグダリンともいう。ビタミンB群は三大栄養素の代謝に深く関わっていて、種類も豊富で様々の働きを有している。そのなかでも一際目立つのが、このアミグダリンである。

以上のように、ほど良い温熱、心地良い圧刺激、天然の薬効といったトリプル攻撃は、酸性化した血液をアルカリ化し、体液のpH（水素イオン指数）を弱アルカリ性（七・二〜七・四）の正常値に落ち着かせてくれる。

末梢血管である毛細血管の手前に細動脈と細静脈をつないでいるバイパスのような動静脈吻合枝（グロミュー）がある。これがうまく機能しないと、毛細血管が収縮した際、血液は交通渋滞を起こし、古い血である瘀血が滞って血液循環不良をもたらし、様々な疾病を引き起こしてしまう。枇杷葉温圧灸療法は、このグロミューの再生、強化をし、冷え症を含め循環器系の疾患に良い効果をもたらす。その他、鎮吐作用、抗炎症作用、抗菌作用、鎮咳作用なども挙げられる。

そして、最も頼もしい作用は抗ガン作用である。ガンの症状の一つ、疼痛をできるだけ和らげてあげたい。こんな時、枇杷葉は卓越した効果を示してくれる。

アミグダリンの抗ガン作用を生理学的に説明すると、ガン細胞周辺にあるβグルコシターゼがアミグダリンに触れると、アミグダリンはシアン化化合物とベンズアルデヒドに分解される。この分解されたアミグダリンの成分がガン細胞を攻撃してくれる。この際、ローダネーゼという保護酵素が体内にあるので、正常細胞は守られ、ガン細胞だけ選択的に攻撃してくれるのである。

その他、枇杷葉の利用方法として、枇杷茶、枇杷風呂などがあり、これらは身体を内外からきれいにしてくれる。葉だけではなく、枇杷の果肉を食べた後に残る種子にも利用価値がある。患者さんで、数年来便秘で悩んでいた方が、枇杷の種をすり潰した粉末を摂取することにより見事に快癒した例もある。その他、血糖値を平常にさせる働きや、利尿効果により血圧を安定させるなど、枇杷の種は様々な効果をもった魔法の種なのである。何でも丸ごと頂くことは、玄米といった米に限ったことではない。丸ごと食べられる小魚や皮ごと食べられる果物や野菜といった全体一物主義を尊重することは、無駄を無くし、また生命を大切にしている証でもある。自然の恩恵に無駄なものは何も無いと言っても過言ではない。

2　吸玉療法

吸玉《すいだま》療法は、吸角《きゅうかく》療法とも言い、中国では抜罐《ばっかん》療法とも言う。一般的に丸いガラス製の容器を陰圧状態にして皮膚に密着させることにより、体表に刺激を入れる療法である。解りやすいたとえをいうと、唇で皮膚を強く吸うと、キスマークがつくようなものである。

吸玉療法は、物理的な刺激から考えると、鍼灸にも手技にもない吸引といった刺激を用いる療法である。刺激量を面積的から考えても、鍼灸は点刺激であるのに対して、吸玉は面刺激である。ただし、これは、単純に刺激面積をいっているだけで、鍼には吸玉には無い響き（得気）による効果もあるので、どちらが良いとかは一概には言えない。

吸玉療法は、血液循環の改善により多くの症状に有効であることは、昔より知られている。漢方医学には瘀血《おけつ》という概念がある。これは、血が滞った状態をいい、当然、身体には良くない。一言でいうなら、血液循環不良である。たとえるなら、打撲をした時、内出血を起こし、そこに青あざができるようなものである。

中国における昔の医学書『傷寒論』には、水毒《すいどく》と血毒《けつどく》について触れてある。これより、水分も血分も滞ると、毒といった身体には良くないものになることは、古来より体験的にわかっていた。水毒とは、体内の水分代謝の異常により発生するもので、いわば、身体の水捌けが悪い状態により生じた水分をいう。これが溜まると、泌尿器系、消化器系をはじめ様々な疾患を引き起こす。血毒とは、古くなったいわば悪い血である。江戸時代の漢方医学の名医である吉益東洞《よしますとうどう》は、諸病の原因は瘀血にあるとまで言っている。このように、水毒、血毒といった字からもわかるように、身体に不必要なものが停滞していることは、身体には毒なのである。

では次に、この瘀血があるかどうかを、どのように判断するかの目安を述べる。身体とは、大変正直なものである。東洋医学の概論のところで前述したように、身体の状態は、顔貌、舌、脈、腹などに反映してくるものであり、瘀血体質になると、顔色は少し黒ずんでいて、舌色は紫帯《むらさきお》び、舌裏の静脈が怒張し、脈は渋り、腹は左下腹部が緊張した小腹急結《しょうふくきゅうけつ》になってくる。また、皮膚の表面に赤紫色の糸ミミズのようなものが出現する傾向にある。これを細絡《さいらく》といい、血の滞りを表している。当然、新陳代謝の悪さや、毛細血管の脆弱化により、このような症状が起こることもある。

その他の自覚症状として、肩こり、各部の痺《しび》れ、眩暈《げんうん》、頭痛、耳鳴りといったものが挙げられる。

吸玉療法の主な生理学的作用は、皮膚の毛細血管の末梢血液循環が良くなるだけでなく、汗腺、毛根部などの皮膚組織が活性化され、新陳代謝が良くなり、体に溜まっている悪いものを吸い出してくれる。弱くて脆い血管は破壊され、また新しい細胞に生まれ変わる。当然、刺激は筋肉にも及ぶので、筋肉の血流量が増すため、筋肉の萎縮防止や運動があまりできない人にも効果的である。

消化器系に対しては、内部にあるからといって皮膚刺激はあまり効果が望めないというわけではない。体性内臓反射といって、体表からの刺激が、知覚神経の求心路を通して中枢神経の脊髄にいき、そこでシナプスを介して、自律神経の遠心路により内臓に刺激が到達する。皮膚に不快な侵害刺激が入ると、今述べた経路により、心臓の心拍数を上げたり、交感神経が緊張することによって血管を収縮させて血圧を上昇させたりすることが例として挙げられよう。

また、周囲組織との癒着により関節が拘縮《こうしゅく》を起こすと、関節の動きを滑らかにする滑液《かつえき》の分泌が悪くなる。関節に対しての施術は、滑液の分泌を促す作用が期待できる。関節拘縮を起こすような、五十肩、関節リウマチなどに有効である。

神経系に対しては、主に末梢神経系の脊髄神経に効果を発揮する。知覚鈍麻《どんま》、痛覚過敏といった症状を正常知覚にもっていき、毛細血管の働きを支配している交感神経、副交感神経といった自律神経系を調整する。

最後に、血液そのものの血液像に対しても良い影響を及ぼすことを付記しておこう。ここでは、本書の目的から外れるので、生理学的な詳細については割愛させて頂く。

このように、吸玉療法は全身のありとあらゆる組織に有効であり、きわめて安全な療法なので、まだ経験されていない方はぜひやって頂きたい。

施術後に、全身倦怠感、身体が火照る、症状の増強が起こることがあるが、気にすることはない。それは、身体が活性化されて動き出したという証である。今まで、滞っていた血だけでなく、気、津液《しんえき》が循環しはじめたことによる好転反応と捉えてもらえばよい。ただし、絶対やってはいけないとまでは言わないが、注意を要する時もある。それは、外傷といった外科的処置が必要なものは当然であるが、静脈血栓や重症な動脈硬化、心臓疾患を抱えている人は要注意である。さらに、身体が衰弱しきっている虚の極みの状態である人も、刺激過多になるので控えたほうがよい。吸玉療法は、虚よりも実の証の人に、功を奏するからである。

韓国には、独特の吸玉療法がある。それはプハンである。プハンは、従来の吸角の材質にセラミックを用いているので、それに含まれているゲルマニウムにより遠赤外線効果も期待できる。プハン療法創始者である奇《キ》捘成《ジュンソン》氏に以前、韓国訪問の際にお会いした。この方は、二、三〇年前より、韓国で自然食養生の大切さを説いてきた運動家であり、森下自然医学理論に諸手を揚げて歓迎している。

3　手技療法――按摩、マッサージ、指圧――

現在、日本に按摩マッサージ指圧師という国家資格の免許がある。この資格を有する者は、主に按摩、マッサージ、指圧といった手技を用いて患者さんの治療にあたる。もちろん、これ以外の手技も多く存在する。いずれにせよ、手技をもって患者さんの自然治癒力をあげることを目標にしていることには変わりない。

手技と機械のちがい

昨今、マッサージチェアーもかなり多彩の機能を備えている物が、電気メーカーから次から次へと生産されている。しかし、これら手技療法は、このような機械的な施術とは別次元のものと解することができる。唯物主義的な思考だと、手技も機械も同一視しがちである。たしかに、サーモグラフィーという体表の皮膚温の測定器で計測すると、マッサージチェアーと手技との比較では、大きな差は生じない。しかし、手技療法とは、患者さんと施術者が一体となって初めて、効果を最大限に発揮できるものなので、単なる機械的刺激とは次元が異なる。患者さんとの呼吸、微妙な圧の匙加減、心理的効果、手独特のぬくもり等、手技療法独特の要素がある。特に、外気を発するといった気功術があるくらいだから、生身の手が持っている威力は計り知れない。

手技療法は人間と人間の触れ合い、つまり心、肉体双方のタッチセラピーなわけで、大前提に、患者さんと施術者との信頼関係（ラポール）がなくてはならない。これは、手技療法にとっては、肌と肌が触れあうだけに特に重要になってくるが、もちろんこれに限ったことではない。誰だって、好きな人にマッサージを施してもらうと、心地よくなり眠くなってくる。これは、副交感神経が優位になると同時に自然治癒力を高めているのである。逆に、嫌いな人に同じようなことを施してもらっても、ある一定の機械的刺激のみの効果だけしか期待できず、それどころか緊張状態になっているので、交感神経が優位な状態で施術を受けることになり、その一定の効果すらも相殺してしまうかもしれない。

以前、出張治療の患者さんに、「先生、白衣を着てやらないでください」と言われたことがある。どうやら、病院にいるみたいで緊張するらしい。医師や看護士の白衣を見て、血圧や脈拍が上昇するといった白衣症候群である。このような患者さんが実際にいるのである。また、ろくに話も聴かずに、お薬だけ適当に渡している医師に対しては、患者さんの不信感がつのるばかりで、交感神経亢進状態をもたらしてしまう。人間には自然治癒力が備わっているので、ちょっとした病気なら、信頼関係がしっかりと成立していれば、話にのってもらうだけでも治ってしまうこともある。

以前、仕事で中国・北京に出かけた際、気功治療を体験する機会に恵まれた。私は、あまり実感はなかったが、他の人は、気功師がかざして揺らしている手に同調して、頭が揺れだしたのである。もちろん、被検者は目をつむっている状態である。

たしかに、再現性や科学的根拠なるものにまだ乏しいものがあるかもしれないが、臨床的効果を上げている気の療法には、生体を自然治癒に導く何かがあるに違いない。では、主な手技療法である按摩、マッサージ、指圧について少し触れてみたい。

按摩の由来

中国古来の医学書『素問《そもん》』の異法方宜論篇《いほうほうぎろんへん》によると、按摩は中国中央部で導引按蹻《どういんあんきょ》として発祥した、とされている。導引とは、気功のようなもので、気を巡らすことにより、病を回復させるわけである。按摩により、気、血の巡りが良くなり自然治癒力を高めてくれる。『素問』の血気形志篇《けっきけいしへん》に、「形数々驚き恐れ、経絡通ぜざれば、病は不仁を生ず。これを治すには按摩・醪薬《ろうやく》を以ってす」とあるように、経絡に気が通じていなければ、病を生じるので、按摩をもって、経絡を通っている気、経気の通りを良くすることによって、病を治していくのである。奈良朝の初期の大宝律令によると、按摩博士というものもいて、医学的根拠以前に臨床的効果を重要視した。

▼按摩　按摩とは、揉む術である「按」と、さする術である「摩」が合わさったもので、これを行うことにより、行気《ぎょうき》といった気を身体に巡らすことができる。

現在、我が国では、圧を加えながら輪を描くようにして施す杉山流と、筋線維を横断し弦を弾くが如く成す術である吉田流がある。後者の吉田流を継承している学校は、今や我が母校しかない。このように、医道である按摩術一つとっても流派があることは、茶道や武道の世界に流派があるのと同じであり、どちらが優れているとか、劣っているとかを討議するのはナンセンスである。患者さんと相性の良い術を施してあげればよいのである。

ちなみに、私の出張治療の患者さんに、茶道の先生がいる。按摩術と茶道の共通点は、間にあると思っている。単なる物理的刺激だけでは、「道」といわれるものとは程遠いものになってしまう。患者さんと術者との呼吸、お茶を出す者と出される者との呼吸に、東洋的な道を感じるのである。

治療が終わると、先生と患者さんが入れ替わる。茶道の大先生は私にいつも、治療後に濃い抹茶を風情ある器に入れてご馳走してくれる。治療を終えて気が緩んだときに頂くこの一杯は格別で最高に美味い。

▼マッサージ　マッサージとは、ヨーロッパより一四世紀から伝来したもので、科学的根拠を最重視する西洋的思想は、このマッサージ治療に医学的根拠を見出す。転んでけがをして、痛みを紛らわすために、患部を本能的にさする。なぜこのような行為を自然と行うかは、医学的根拠以前に、さする行為が鎮痛効果をもたらすことを本能的に知っていたからである。

マッサージが東洋的思想により発祥した按摩術と決定的に異なるところは、先ほどの按摩術が遠心性に施すのに対し、求心性といった心臓の方に向かって刺激を入れる点である。

たとえば、足がむくむといった症状が出たとしよう。浮腫《ふしゅ》（むくみ）は、毛細血管の透過性の亢進、静水圧の上昇、膠質浸透圧の低下といった様々な原因により、組織間液に水分が異常に貯留して起こると、現代医学的には解釈されている。この貯留した水分をできるだけ、心臓の方に戻してあげなければ、患者さんはとても苦痛である。よって、西洋医学的治療観を持った求心性のマッサージ治療は、生体に大きく貢献できる技術として捉えることができる。利尿剤を飲んでむくみをとるよりは、よっぽど生体に優しい技術である。

しかし、一つ断っておくが、マッサージ治療をしていれば、浮腫は消失するかもしれないが、それは一過性のものである。全ての疾患とは言わないが、この場合、マッサージは対症療法にしかならないということを認識してもらいたい。

マッサージといっても刺激量により、生体にもたらす効果は異なってくる。アルントシュルツの法則といったものがあり、これは、弱い刺激は生物機能を鼓舞し、適度の刺激はこれを亢進し、強い刺激はこれを抑制し、最も強い刺激はこれを停止するといった法則である。その他、神経の走行に出現するワレーの圧痛点を刺激することにより、神経鞘《しんけいしょう》内の血行が良くなり、神経組織の新陳代謝をさかんにしてくれる。坐骨神経痛をはじめ様々な神経痛に有効である。

マッサージは西洋医学的思考を有するが、化学薬剤治療と異なり、これは大いに役立てたい治療法の一つであることには間違いない。

▼**指圧**　最後に指圧であるが、按摩術にも母指や肘で圧迫する術があるように、生体に圧を施すことは、かなり意義深いものがありそうである。

指圧を単純に「指で圧する」と字面通り解釈してしまうと、あまりにも虚しすぎる。たしかに、客観視するとそのような行為にしか見えないかもしれないが、そこに東洋的思考を加味していくと、奥の深さは計り知れないものとなる。

西洋医学的な解釈でみると、体表を介して圧を施す治療行為は、体表にある圧感覚受容体が刺激されて、それが中枢神経を伝わり、遠心路の神経に伝達され、ホメオスタシス（生体の恒常性）が働き、様々な不快症状を快癒に導いてくれる、といったことになる。これを体性内臓反射という。赤ちゃんがお母さんの乳房を吸って乳汁がでる反射も同じである。

一方、東洋的思考で身体を診ると、圧迫を加えるだけといった施術者から患者さんへの一方通行の治療ではなく、常に患者さんの反応を診ながら、患者さんの身体と会話するが如く刺激を加えていく。圧をかける時も、患者さんの呼吸を感じながら行うのと、ただ圧を加えるといった感覚で機械的刺激のみで行うのとでは、生体への効果に雲泥の差が出る。患者さんの息を吐ききって、次の吸う動作に入る前に若干、間がある。この呼吸の間隙を意識しながら術の方が効果的なのである。

東洋的思想には、老子より導かれた道教の根本原理に万物陰陽論がある。それより虚実の概念を指圧に当てはめて考えると、生体を圧した時、力が無く弱々しく感じられ、エネルギー不足の状態は「虚」で陰に相当し、逆に、力が有り余っている感じで、エネルギーが過剰の状態は「実」で陽に相当する。これらは流動的で、日々刻々と変動している。陽でも陰でも極まりすぎないで、中庸になっていれば病は生じない。つまり、病気は陰陽のバランスの乱れにより起こるのである。患者さんを圧して、その虚実といった陰陽の反応を見ることにより、診察しながら治療をしていくのである。

ここで、本場中国の気功の先生が指導してくれた指針といった指の針を思い出すが、これは、皮膚に接するかしないかのギリギリのところに指を置いて治療していくものである。指圧の圧無し版と解することができよう。これだけでも効果が出せることより、指圧の効果とは、物理的な圧刺激以外に何かがあるのだろう。この何かを察するためには、身体の反応と会話をしながら術を施すよう心掛けるしかない。

4　漢方薬治療

漢方薬とは、薬（化学薬剤）ではなく原料が生薬すなわち天然物であるため、広義的に捉えれば野菜のようなものである。何種類もの生薬を規定量配合することにより一つの処方が構成される中国独特のもので、日本では二一〇の処方が安全性ならびに有効性が示され、薬局での販売が認められている。

現代医学の主流は、西洋医学であり化学薬剤を用いて悪化している部位のみを治療するいわば対症療法であり、人体に対して攻撃的でかつ副作用もあり、人体の生命力を失わせてしまう治療法である。

しかし一方では、鍼灸、漢方といった中国医療、インドのアーユルベーダ医学、チベット医学など様々あり、これらは、人体全体をみて証を決定し、それに応じた処方を出すいわば随証療法である。これは、人類が自然界から発生したという観点からしても、天然物を用いて病を治療することは、人体になじみやすい治療法といえる。そして、〈自然医学〉は、食事療法（穀菜食）を軸にして血液を浄化することにより、人間本来持っている自然治癒力を高めて、万病の治癒を図るものである。

病気になった時、〈自然医学〉の食事療法に基づいて治療するのが一番理想で、漢方薬の出番がないかと思われるが、添加物や農薬に汚染された現代の食生活でそれを実践するのはなかなか困難であるのが現状である。このような現代食生活では体は脆弱化し、すぐ病気にかかるのは当然で、その時にすぐ即効性のある化学薬剤を飲むのではなく、効き目はマイルドであるが漢方薬で治そうと考えることを薦める。なぜなら、漢方薬は人体にとって化学薬剤の様な異物ではないため、天然物で病気の治癒を図る点では、〈自然医学〉の思想に包括されていると言えるからである。つまり、突き詰めれば、漢方薬は良質の食品と捉えることができよう。

生薬と化学製剤のちがい

まず、人間が日常から口にしている食品の分野から述べることにしよう。白米、白砂糖、化学塩など現代の食品は極度に精製されたものばかりであり、自然の原形を失っている。一方、玄米、黒砂糖、自然塩は未精製品でなるべく自然の原形にとどめたものばかりである。前者を化学薬剤にたとえるなら、後者を漢方薬に置き換えることができよう。

要するに、化学薬剤は単一の精製品なのである。たしかに一九世紀頃、天然薬物の科学的研究がさかんに行われ、輝かしい業績を残しているが、そのほとんどが生薬から成分（アルカロイドなど）を単離し、スクリーニングして生物活性を追いかけるものである。

例として、アヘンからのモルヒネならびに麻黄《まおう》からのエフェドリンの抽出は誰もが知っているだろう。モルヒネを人体に投与すれば鎮痛効果は抜群だし、エフェドリンならば気管支拡張作用で喘息患者には喜ばれる。しかし、その薬剤を常用すると自律神経を失調させてしまうことを軽視しているのが、現在の薬漬け医学である。このような薬剤は、自律神経の交感神経を優位にし、白血球中の顆粒球を増加させ、それらが出す活性酸素により胃粘膜に炎症をもたらす。こうした事情から、化学薬剤のほとんどが、空腹時の服用になじまない。

一年中でよく使用されるものとして、風邪の時に飲む解熱鎮痛剤が挙げられる。この代表的なアスピリン（アセチルサリチル酸）も、もともとヤナギの樹皮および葉から抽出したサリシン（サリチル酸）という成分をアセチル化して合成されたものである。

天然物をまるごと用いて人体に良い活性をもたらすものが膨大にあるにもかかわらず、現代医学はそれら天然物から特定成分のみを単離し、人体の特定部位に作用することだけを考えるため、人体の生理が狂い副作用となって現れるのである。さらに、悪化している標的細胞に対してより効果を上げるために、その成分をリード化合物として合成品を拵えることに躍起になっている。

漢方薬の優れた点は、何種類もの生薬《しょうやく》が規定の組成で配合されており、個々の生薬の主成分はもとより脇役の成分との相乗効果により絶妙な効果をもたらすことである。その複数成分の相乗効果を立証するのは困難であり、まだ明確に化学的には証明されていない。ここ数年で発達した機器による分析法で解決できるほど、天然物のしくみは浅いものではない。

それなのに、現代医学は効果がはっきり判明している主成分のみを追いかける。先に述べた麻黄の成分の一つであるエフェドリンを例にとっても、その立体化学構造の相違により六種類のタイプがあり、これらは、コリンエステラーゼ作用が微妙に異なり、その組成で服用してこそ自律神経に良い効果をもたらしているに違いない。また、含有成分としてエフェドリン以外の複数のタンニン及び多糖類が、血糖降下作用に一役買っているのだろう。このように、天然物をまるごと体内に取り入れることにより、複数成分の多岐にわたる薬理効果を発揮するのである。

要するに、精製されたものより、手が加えられてないクルードな状態（夾雑物が入っている状態）の方が良いのである。処方される漢方薬の生薬構成にも、〈自然医学〉の手当法と共通する所が見受けられる。風邪の時には、葛根湯《かっこんとう》あるいは症状によっては桂枝湯《けいしとう》がよく処方される。これらの漢方薬の構成生薬である生姜は、辛温解表薬《しんおんげひょうやく》で発汗を増強させて風寒の邪を取り除く作用がある。

一方、〈自然医学〉の推奨手当て法としては、生姜湿布がある。これは、体内毒素を排出して血行を良くする作用があるので、浄血器官の肝臓や腎臓の働きを強め、全身の新陳代謝を盛んにする。また、婦人薬では、漢方薬として、桂枝茯苓丸《けいしぶくりょうがん》または症状によっては桃核承気湯《とうかくじょうきとう》が処方される。これらの構成生薬の一つである桃仁は活血化瘀薬《かっけつかおやく》で血脈を疏通し瘀血《おけつ》を消散させる作用がある。そして〈自然医学〉では、月経異常による胃腸障害には、番茶に梅干しと生姜を入れる梅生番茶を奨める。梅に含有しているアミグダリンには血液浄化力があり、番茶との相乗効果により、整腸効果を促し、生姜を加えることで新陳代謝を高める。このアミグダリンが桃仁にも含有していることから、〈自然医学〉の手当て法と漢方薬とでは、何か共通するものを感じる。梅も桃仁も同じバラ科の天然物なので、同成分が含有されていることに対して、結果的には何ら不思議ではないが、分析機器が発達していない古代から桃仁を用いていたことに中国民族の知恵の深さを感じる。

また、婦人科の月経不順、月経痛、月経困難で用いられ、桃仁と紅花が配合されている桃紅四物湯《とうこうしもつとう》があるが、桃仁の破血作用並びに紅花の行血《ぎょうけつ》作用の相乗効果により活血通経《かっけつつうけい》、去瘀生新《きょおせいしん》、消腫止痛《しょうしゅしつう》が増強されることもすばらしい。

人参の威力

他に代表的な生薬として、人参が挙げられるが、漢方では補気薬としてさまざまな処方で配合されている。細かいことを述べるが、ここで述べる人参は、生薬および漢方薬中の人参で、英名でジンセング（ginseng）と言いウコギ科に属する。ちなみに、日常の食生活での人参は、英名でキャロット（carrot）といいセリ科に属する。

身体が脾気虚《ひききょ》の状態では、疲労感、食欲不振、四肢無力、水様便などの症状を呈し、人参が配合された四君子湯《しくんしとう》、参苓白朮散《じんれいびゃくじゅつさん》などが処方され、肺気虚《はいききょ》による呼吸困難、咳嗽《がいそう》、息切れなどの症候にも人参が配合された補肺湯が処方される。

消化器系の慢性疾患の患者さんは、声が微弱で呼吸に力がなく息切れし、痰の出る咳嗽を伴うことがある。これは、脾は気血生化《きけつせいか》の源及び津液《しんえき》（血の組成成分）運化作用を司るので、長期間の脾気《ひき》の機能低下により、気の生化が不足し肺への供給ができないため、次第に宗気（呼吸、気血運行を促進させる気）及び肺気も不足し、呼吸に障害が及んでしまうのである。一方、呼吸器疾患が慢性化し、食欲減退の方は、肺気が消耗して全身への宣《せん》発《ぱつ》、粛降《しゅくこう》作用が失調するので、脾気の機能まで低下してしまう。このように、脾気と肺気の不足は、相互に影響し合うことにより肺脾気虚《はいひききょ》に発展し、消化、呼吸の両機能を同時に低下させていく。

さらに、熱盛《ねっせい》の気津両傷《きしんりょうしょう》で生じる高熱、口渇、多汗などの症状には、生津止渇《しょうしんしかつ》として白《びゃく》虎加人参湯《こかにんじんとう》を、気血不足による心神不安で生じる不安、動悸、健忘、不安感などには、帰《き》脾湯《ひとう》を処方する。これらには全て人参が入っており、さまざまな症候に対応できる人参が多くの漢方処方に配合されているのも納得できる。

この人参を成分的に考えると、主要成分であるサポニンが良い効果を発揮している。このサポニンは、化学構造の骨格によって主にダマラン系サポニンとオレアナン系サポニンに分類される。前者は、中枢神経抑制作用、催眠作用、鎮痛作用、精神安定作用、解熱作用等々多くの生理活性が報告されている。また、その構造が一部相違しているだけで、中枢興奮といった逆の作用をもたらす。このような全く逆の作用を有したものが一つのものに入っていることは、大変興味深い。後者は、抗炎症作用、解毒作用、抗トロンビン作用などといった前者とは異なった薬理作用がある。また、その他の成分として、アミノ酸であるアルギニンの末梢循環改善作用、多糖類の血糖降下作用及び抗ガン作用などが存在するとの研究結果が次々と報告され、まだまだ人参には未知の生理活性が秘められている。

このような化学的にも証明されてきている人参は、〈自然医学〉の薬効食品として、多くの疾患に対して摂りいれるよう推奨されている。その疾患とは、ガンおよび糖尿病など重篤な疾患をはじめ更年期障害、不眠症のような不定愁訴系の疾患までに及んでいる。ガンに関しては、サポニンによる全身細胞の賦活を図っているわけだが、たしかにDNA、RNA合成促進作用がダラマン系サポニンに認められるといった報告がある。また、ダラマン系サポニンにインシュリン類似作用も認められていることから、糖尿病にも対処できる。そして、催眠作用、精神安定作用が、様々な精神的疾患を治癒に導くに違いない。

化学薬剤に頼らないからだ

以上、天然物のすばらしさを述べてきたが、体がどういう物を必要としているか、つまり体がどういう状態かを判断する診断という面ではなかなか素人の判断では難しいので、専門家に相談して頂きたい。

現代の病院における治療は、やれ胃ガンだの、やれ心臓病だのと疾患を細分化し、悪化している部分だけを治療し、根本的な原因を追究していないので、根治に至る治療法ではない。部分に対応したその場しのぎの化学薬剤を患者さんに飲ませ、治ったという錯覚に陥らせているだけである。その化学薬剤のおかげで、体の全細胞が脆弱化していき、また同じ疾患に罹ったり、あるいは違う部位に病巣ができたりする。それを大体の医者は、再発や転移と言ったりする。化学薬剤を常用していると、身体に薬剤耐性が生じ、弱い薬剤では効かなくなり、どんどん効果の強い薬剤に走ることになる。これは結局、疾患と化学薬剤とのいたちごっこでしかない。最終的には、自然治癒力がなくなり、重篤な疾患に罹った時には、命を落とすことになる。

日頃から安易に化学薬剤に頼らないでいれば、いざガンの様な重篤な疾患に罹った時、治癒する可能性が高くなる。少々高くつくが、漢方薬も含め天然物を用いて身体を調整することは、ガンで命を落とさないための保険に入るようなものである。

漢方医学の診断法として、後生派ならびに古法派などあるが、そのような呼び方はどうだっていい。黄帝内経、傷寒論など古典の引用の仕方で若干考え方の違いがあるだけで、舌診、腹診、脈診などにより弁証を立て、真の原因を見つめて病を治すといった方向性には変わりない。個人の証を決定し、それに見合った漢方薬を処方する方法は、個人と相性の良い栄養強化食品を処方する自然医学療法と似通っている。

以上より、漢方薬は〈自然医学〉の観点からみても、悪いものではないということがおわかり頂けたと思う。〈自然医学〉の考え方を基本に、時には漢方薬とも上手に付き合っていけば、病気の心配はなくなるだろう。人間は欲の塊なので、時には脱線して暴飲暴食したり、甘い物を食べ過ぎたりすることもあるだろう。すると、体が弱り風邪なども引きやすくなり、すぐ市販の化学薬剤に手をだしてしまう。そんな時、ちょっと立ち止まって考え、漢方薬で治そうという意識が大事なのである。

5　温泉療法

身体が精神的にも肉体的に疲労してくると、自然が味わえる環境のところに身を置きたいと思ってしまう。都会生活に疲れ切ってしまうと、特にそう感じる。週末になると、箱根や伊豆へと温泉に出かけるのも、現代人が癒しを求めている証拠である。最近、都内にもレジャー感覚で温泉もどきが繁盛しているのもその一つの現れだろう。

温泉に入ることは、古来より生活習慣の一つであり、湯治といって親しまれてきた。湯治という治療法は、温熱効果、薬効、水圧効果、そしてリラクゼーションといった心の洗濯までしてくれる。たとえるなら、これは、天然の物理療法、天然の薬物療法、天然の心理療法といった具合になるだろう。天然だけに副作用はなく体に優しい（ただし、温泉の種類によっては、症状に対して注意を要する時もある）。

このように、温泉療法は、空気、景観など自然との一体感を味わうことによって、より一層、自然治癒力を高め、効果を最大限に発揮する。

温泉とは、温泉法により摂氏二五度以上の温度を満たしているか、遊離炭酸・バリウムイオン・鉄イオン・硫黄分など一九種類のうち一種類以上の成分が基準量を上回っているものと定められている。

当然、人工的な都会に存在する温泉は、塩素による殺菌消毒、循環水により温泉成分の機能的な質の劣化により、効果として得られるものは遊んだことによる満足感といった心理的側面だけで、本来の温泉療法の効能とは雲泥の差が生じてしまうのが実状である。

一口に温泉と言っても様々なものがあり、ざっと例を挙げると、単純温泉、単純炭酸泉、重炭酸土類泉、重曹泉、食塩泉、硫酸塩泉、硫黄泉、放射能泉等といったものがある。

酸性泉は、皮膚病などでは刺激の強い湯に患部を入れ、一時的に症状を悪化させ、皮膚本来の自然治癒力を導き出す。アルカリ泉は、ナトリウム、炭酸、炭酸水素イオンが多く含まれ、皮脂を溶かして角質を柔らかくする作用がある。

さて、温泉の効果の主なメカニズムを生理学的に説明しよう。温泉は一般的には温かく心地よい温度である。よって、末梢血管が拡張し、血液の循環を良くして、新陳代謝をさかんにし、生体に生じた老廃物の除去を促してくれる。血液中の疲労物質である乳酸の量が約一〇分間の入浴で三分の一に減少するといった効果も認められている。

また、温泉療法に限らず一般的な物理療法である水治療法の作用としては、静水圧により利尿効果をもたらすことが挙げられる。その機構は、生体に静水圧がかかることにより、全身から右心房に戻る血液量が増加し、右心房の壁を刺激することになり、それによりそこからANP（心房性ナトリウム利尿ペプチド）の分泌が促進されて、結果的に利尿効果をもたらすことになる。また、腎臓の血流量も増加し、尿生成を増加させてくれる。

次に、温泉独特の泉質つまり成分効果について触れてみよう。温泉中の無機物成分は主に皮膚を通して吸収される。吸収されやすい物質として、炭酸・鉄イオン・硫化水素・ヨウ素イオン・放射性物質（ラドン・トロンなど脂に溶けやすい物質）などが挙げられる。これらの成分が代謝を活発化し、皮膚の微小血管の血液循環を促進する。また、泉水に溶けている塩類が皮膚表面を覆って発汗を抑え、放熱を防いでくれる。温泉に含まれている微量放射能は、自然放射能であるため、生体に効果的に働き（ホルミシス効果）、免疫機能を上げ、ガンの転移増殖を抑えてくれる。また、浴温が高く、電解質の濃度が高いほど皮膚吸収が促される。

泉質の体外からの吸収だけにこだわることなく、体内からの吸収だって刺激量が適度であれば、当然良い効果が期待できる。体の内側からの吸収とは、飲泉のことである。源泉の湯を飲むには、ある程度注意をしないと体がびっくりしてしまう。たとえば、鉄泉なら、食後に一〇〇～二〇〇ミリリットルを三〇分～一時間かけてゆっくり飲むと吸収が良いといった具合である。

温泉には、総合的生体調整作用（非特異的変調作用）があり、温泉入浴の繰り返しにより、温度、水圧、泉質などの刺激が総合的に働いて、心身の調子を整えてくれる。これらは、自律神経系、ホルモン系、免疫系等を介して諸機能を正常化させる。その他、自然環境、運動、食事なども複合刺激となり、更なる相乗効果を生むことになる。

これらの効果が発現するのに必要とする期間は、人によって様々ではあるが、時間が許されるならば、一週間ほど温泉地周辺を散策しながらのんびり過ごすのが良いだろう。温泉地で自然の食物、源泉を頂いて内側からきれいにするのと同時に、温泉に浸かることにより外側からもきれいになる。日本の三大美人の湯である群馬県(川中温泉)、和歌山県(龍神温泉)、島根県（湯の川温泉）にでも行かれたらいかがだろうか。

6　食事療法

生命の材料としての食

食養生といったら、貝原益軒の名著『養生訓』を思い出す方が多いだろう。これは、一七一三年、益軒が晩年の八四歳時に書かれたもので、膨大な生薬、食材などについての記載があり、気についても積極的に採り上げている。

食物は、後天の精気といった気の塊であり、また、体内で様々な気といった機能的なものになるという東洋医学的な概念がある。このような考えを踏まえると、酸素をはじめ様々な気体や、経皮的に浸透していく光線といったものも、食の範疇に入れることはできる。

それはさておき、食というものは、様々なものに影響をもたらす。断食療法で非行少年の更生に成功した話を耳にする。愚見だが、いい加減な食生活により、脳細胞をはじめいい加減な体が出来上がり、そこより生まれる発想はやはりいい加減なのである。よって、すぐ殺人等といった非人道的なことをしてしまう。これに対し、食生活の乱れ以外の何らかの原因によって精神的に荒れ果て、精神障害を起こしてしまうこともある。これら二者のうち、後者が問題である。食生活をきちんとしていれば、心身一如たる所以で、体力、精神力も相関して強くなっていくものである。しかし、正しい食事をして鍛え上げられた心身が耐え得るストレスをはるかに凌駕するストレスが身体にのしかかった時などは、この限りではない。基本的には、正しい食事によりストレスに打ちかつ身体を造り上げて欲しいものである。その他、育った環境、教育、過酷な肉体労働の体験等の影響を多分に受けることは、言うまでもない。

自然の食物により、自然に肉体的、精神的に強くなるといった食養生の解釈からすれば、現在多い家族崩壊、離婚といった家庭問題に関しても、食生活から正していけば、半減せしめることができるかもしれない。こう考えると、台所を握る人生の伴侶如何によって、自分の人生は大きく変わってしまうと言うことができる。

このように、食を正すことがいかに大事であるかがおわかり頂けたと思う。食養生とは、簡単なようで奥が深く、人生において多分に影響を与える軽視できない養生法の一つである。

桜沢如一氏の『新食養療法』は、言う事極端で、今の現代人には到底無理といった内容が書かれているように思われるかもしれない。現在、頻繁に起きている戦争についても食を絡めて言及している。飛躍しすぎているとお考えになる方もいると思うが、健康の真理は一つであると考えれば、納得せざるを得ない。

戦争も心の病である。心の病も食により生まれるのである。桜沢氏が述べている言葉をそのまま引用しよう。

「その勝手、わがまく、すき気まくの中でも最も重大なものは我々の衣食住の中の食の一部である。我々が日常の食生活の中で好ききまく、をして、天然、自然、大宇宙の法則を破り、天の摂理に反くと云う事は世の中で最も恐るべき事であり、最も大きな罪悪である。病気や心配や戦争はその罰なのだ。」

これは、現代栄養学では全くない考えであるが、食は人間の基本的な物質なので、当然、思考に影響しても不思議ではない。脳細胞も我々が食べた物からできている。その人が何を食べているかでその人がわかってしまう、といったアフォーリズムは、見事に的をえた表現である。

ところで、「世界人類みな菜食で進化すれば、動物を殺すことなく平和な世界になるのに、なぜ、食文化の違いが生じたのだろうか」という疑問がでてきても不思議ではない。しかし、そんなのんびりしたことも言っていられないのが、自然という厳しい世界なのである。

地理的条件、気候条件、人口の数、様々な要素が複雑に相互に関係しながら、長い時間をかけて食文化が築き上げられている。これは、人類が自然と協調しながら、進化してきたことを意味する。しかし、現代は、あまりにも科学が進歩しすぎたおかげで、生命という自然が、その変化に追いつけず、調和がとれないでいる。

少しだけ、自然の摂理に反した例を挙げてみよう。食物が腐らないように保存できる保存料といった食品添加物の出現や、季節はずれの野菜、そして品種改良といったバイオテクノロジーの出現などがある。また、よけいなお世話とも思えるくらい食べ易さにこだわった食品の簡素化は、代償として噛むことを忘れさせてしまった。まだまだあるが、このような状況が人類を病気にさせてしまったことを、誰が否定できるだろうか。

昨今、健康食品がブームになっている。しかし、日本だけでなく、ＦＤＡ（米国食品医薬品局）の健康食品に対する偏見は物凄いもので、健康食品が病気を治すということを認めないどころか、それを言う者は罰せられる。

食物を通して身体を養生することは、無尽蔵にある可能性を引き出すことに等しい。自然の食物である健康食品に対して規制を厳しくするとは、全く無意味なことをしているのである。

分析栄養学の落とし穴

現代栄養学は、カロリー計算ばかりの単純な足し算引き算栄養学である。よく見かける野菜や果物の栄養成分表に記載されている数値は、日本各地で採れたものの平均値である。栄養価は各地でかなりのバラツキがでる。土壌にしろ、気候にしろ、水分にしろ、全て同じものは無いわけで、その地により生産された産物は無二のものである。

自然物そっくりに真似て人工的に食物を拵えても、全く同じ物は絶対にできないと言っても過言ではない。自然物と出会うことは、一期一会といった世界なのである。育てる人の愛情によっても左右されるのである。

その上、体格、生活習慣、食欲の程度、咀嚼の回数、腸内の細菌状態から、嫌々食べるのと、美味しいと思って食べるといった精神衛生面的な違いまで全てが、食物が体細胞になる際に影響してくる。こういった状況を無視して、食品栄養分析表のみを利用して成り立っている現代栄養学は、実は欠陥だらけなのである。

同じ栄養素をとっても、様々な生理的条件により吸収度合いは全く異なり、天然のビタミンCと合成のビタミンCとでは、一見、化学構造式は同じであるが全く別次元のものである。天然のビタミンCは、天然物ならではのバイオフラボノイドが含まれるため、合成のビタミンC（アスコルビン酸）とは吸収率をはじめ様々な機能的な差が生じてしまう。よって、サプリメントよりも天然物を食した方がよっぽどいいのである。さらに、咀嚼の効能も期待すると、食事を面倒がらずに良く咀嚼して味わって頂きたいものである。

身体が、どの食物をどの程度要求しているか一番よくわかっているのは、自分自身である。よって、それを前にしては、食品栄養分析表はほとんど無力である。このような様々なファクターが複雑に関わり合うなか、単純に、カルシウムが足りないから、牛乳をたくさん飲みなさいといった理屈は、必ずしも成立しない。各人それぞれ異にする生理機構の能力を無視した栄養学は、実に危険である。

牛乳＝カルシウム説等の類が一番最たる例である。牛乳はカルシウムが豊富だから、骨を丈夫にするために多くとるべきだ、といった理論は、一見成立するように思われる。たしかに、西洋栄養学的な分析栄養学といった狭い視野で捉えたら、成立するだろう。しかし、自然生命観で生命を見つめたら、なんとなく不自然と思わないだろうか。牛乳とは字の如く、牛の乳であり、牛の仔が飲むのが自然であり、人間がそれを飲んで育つといった考えは不自然である。牛乳に含まれている蛋白質と人体の蛋白質の構造は似ているが、異なるものなので、非自己として認識してアレルギーが生じてしまう。牛乳は白くて、骨と同じ色だから、カルシウムたっぷりというイメージがあるので、そのイメージを払拭するには科学的根拠が必要であろう。それでは、以下そのあたりを説明してみたい。

牛乳に含まれているカルシウムのほとんどは、乳糖と結合した形で存在しているため、乳糖分解酵素であるラクターゼが体内に存在しないと吸収できない。昔から酪農の盛んなデンマーク人などは、乳糖分解酵素が日本人より圧倒的に多い。乳糖分解酵素を欠く日本人は消化不良を起こし、体内でインドールやスカトールといった腐敗ガスが生じ、体内環境を悪化させてしまう。単に、栄養成分を豊富に含むからといって、必ずしも、各人にとって栄養価が高いとはいいきれないのである。現代栄養学は、こういったことを無視しているから、いっこうに身体は良くなっていかない。

西欧人は、長い歴史を通じて牛乳を食しながら進化した生命体なので、そういった意味では、牛乳は西欧人にとって自然の食物と言えるかも知れない。日本でも約一三〇〇年前に乳製品が外国より入ってきているが、貴重なもので愛飲しているのは貴族であったという。一般の食卓に並びはじめたのは、せいぜい約五〇年前の話である。日本人の身体の構造を、牛乳でもって変えようとしているが、そう簡単に変わるものではない。逆に、今は、しっぺ返しを食らっている。体質をいい方に変えるどころか、アレルギーを生じるといったように、身体に歪みが生じてきている。

それに、カルシウムを吸収するために必要なビタミンDは、小魚である煮干しに多く含まれているのに対し、牛乳には全く入っていないので、カルシウムをとるなら牛乳である必要は全くないのである。大体、日本で市販されている牛乳は、摂氏一二〇度の高温で二〜三秒殺菌するといった超高温殺菌法で製造されるので、腸内乳酸菌を繁殖させるβ型乳糖がα型乳糖に変わり、酵素が破壊され蛋白質が変質してしまう事実が明らかにされている。これは、もう本来の牛乳ですらないわけである。

また、牛乳と同等に情けないものが市販の粉ミルクである。母乳には、様々な栄養分が含まれ、その中でも、活性酸素を消去する物質が含まれているのに対し、粉ミルクには、そのような作用は全くないことが解っている。また、乳に含まれている脂質が分解した時に生じるパルミチンは、牛乳のほうが母乳よりも多いのである。パルミチンはカルシウムと結合して不溶化し、カルシウムの吸収阻害をもたらすのである。

よって、母親は子供を母乳で育てるべきである。現代栄養学の落とし穴にはまったら、子供があまりにもかわいそうである。

ちなみに、長寿郷であるグルジアでは発酵乳（マツォニー）をよく食しているが、これは、近代栄養学が拵えた牛乳とは次元の異なるものであることを一言添えておく。

人間の身体は世界各地で微妙に異なる。なぜか。食文化が異なるからである。もちろん、それ以外の要素もある。食文化の違いは、肉体的な違いをもたらすだけでなく、精神面の違いにも影響を及ぼしてしまう。肉体に精神が宿るのだから当然の話である。

人種による肉体的な違いの例を挙げよう。栄養を吸収する最初の入口である腸管の長さは、欧米人の方が日本人より短い。なぜか。それは、欧米人がある程度肉食に適するように進化したからである。あるいは、肉食する生命体が、欧米人を産んだといってもいいだろう。それなのに、身土不二の原則を忘れた現代栄養学は、万国共通の無謀な西洋栄養学を築き上げてしまった。身土不二の原則に則って食生活を楽しむことを忘れてはいけない。

現代栄養学は見栄えばかりで、中身は空っぽである。たとえば、一日三〇品目を食べなさいという厚生労働省の指導は実に的外れである。玄米の栄養を全て削ぎ落とした白米、つまり粕（カス）を食べているのだから、おかずを多くとらないと栄養が足りないのである。現代栄養学は、無駄な回り道を通っているのである。

このような虚構の栄養学の繁栄は、マスコミの影響もあるだろう。テレビのレシピーはカロリー計算ばかりに躍起になり、レストランのメニュー、様々な飲食物のパッケージには、カロリー、栄養分析表が詳細に記されている。

病人に対してのレシピーは、カロリーがオーバーしていなければ、肉は脂分を控え目にし、砂糖はある程度なら摂取してよいなどと言って、食物の質は一切問わないでいる。また、病院では血糖値が下がった時には、ブドウ糖をとるように処方されるのも単純な足し算栄養学からくるものである。精製された白砂糖より未精製の黒糖を摂取した方が身体にはよっぽど良い。黒糖の代わりに白砂糖の他にミネラルを摂れば良いと考えるかもしれない。しかし、それは単純な足し算栄養学である。生体内では1＋1＝2に必ずしもならないことを忘れてはなるまい。

現代栄養学は、全ての栄養素が断片的である。三大栄養素と呼ばれている炭水化物、蛋白質、脂肪は、別物で扱われている。たとえば、蛋白質が不足しているといったら、肉類を多く摂りなさいといった具合である。自然医学的な立場で捉えると、この考えは全くナンセンスである。栄養学も自然でなくてはならない。自然には、連続性があり、循環性があり、生命に優しいのである。

森下氏は消化吸収の意義を分解の作業ではなく組み立ての作業と解している。現代栄養学では、食物と体細胞を全く別な次元で考えている。食物をいったん分解して細かくなった栄養素が体内に吸収されていくといった連続性の無いものとなっている。それに対し、森下氏が提唱する生命の遠心性発展機構には連続性があり、食が血となり肉となるわけである。よって、消化吸収は、分解と捉えるのではなく、遠心性に組み立てられていく作業ということになるわけである。

さらに森下氏は、炭水化物、蛋白質、脂肪は全て連続している関係であり、炭水化物は蛋白質の前段階であり、脂肪は蛋白質が過剰になった時の入れ物であり、蛋白質の後段階の状態であるといった連続性のある栄養概念を強調している。

粗食だって長寿を楽しむことはできる。仙人は、山奥で霞を食べて生きていると言われるが、現代栄養学では、断食療法や長寿者の粗食についての説明がつかない。

自然医食の重要性

〈自然医学〉では、自然食の良さを、約四〇年以上も前から医学的に証明し続けてきた。それを基に生まれた食事療法は、立派に治療として成り立つと考えられる。

自然食といっても、しっかりとした医学理論が根底にあるので、自然医食ということになる。問診することにより生活状況を把握し、血液、内臓機能の状態を、森下氏独特の視点から診た上での食事指導となるわけである。食事指導にあわせて、各人と相性の良い強化食品、薬草茶なども加わり、生体がより早く本来あるべき姿に戻るよう、オーダーメイドの食餌箋をだしている。この診方は、根拠があるだけに、力強く頼もしい。よって、巷でよく見かける自然食と森下氏が提唱する自然医食とは、基本的に異なるものといってよい。

自然食といったら、無農薬野菜、有機野菜といったものを想像するが、これだけでは何か煮え切らない。巷の自然食指導は、現代栄養学が完全に抜け切れていないものばかりである。栄養素的な主張ばかりが強くて、実に薄っぺらい。

かつてイギリスの医師、バーキット博士が、アフリカでの疫学調査から繊維摂取を推奨したが、その際、砂糖に蟻が群がるように栄養学者がこれに飛びついた。次に再び何か新しいものが出てくると、再びそれに飛びつく。こんなことをやっていては、振り回されるだけで、食事を楽しめない。食事というより、サプリメント摂取といった足し算栄養学の術中にはまってしまうだけである。

巷の食事療法は、繊維物質を摂れとか、キノコをいっぱい摂れとか、さらには塩分の禁止、脂質と蛋白質の制限、大量の野菜ジュースの摂取といった烏合の衆の状態である。玉石混合と言うつもりはない。一つ一つは、ある一定の効果があり、これらを否定するつもりは毛頭ない。しかし、この程度の認識だと、何か症状が悪化したら、次はもっと栄養素のある自然食物を探すことに躍起になり、マスコミの情報に踊らされるだけである。

また、菜食主義者が白米、白砂糖など精白食品をとっていては、臨床的効果は上がらず、間違った自然食をしていることになる。偏った認識での自然食では、あまり意味が無いのである。

森下氏は三白の害に対して、かつてより警鐘を鳴らし続けている。三白とは、白米、白砂糖、そしてグルタミン酸ソーダといった魔の旨味薬剤である化学調味料であり、これらを摂取することにより、血液が汚れ、それより造られた体細胞は脆弱化し病気になってしまうといった考えである。

よって、白米を玄米に、白砂糖を黒砂糖にかえ、化学調味料ではなく天然素材で味付けをし、ついでに、白パンを黒パン等の天然酵母パンにすればよいのである。

森下氏が提唱する自然医食とは、人間の本来の食性である玄米雑穀を中心に、病人に対していち早く効果を出すために用いる健康強化食品、体内にある老廃物や化学物質を体外へ追いやってくれるのに一役買う薬草茶より成り立っている。

▼玄米雑穀　まず始めに、玄米雑穀の効能について説明しよう。玄米は消化に悪いといった風潮があるが、そのあたりの問題は十分に玄米を咀嚼すれば解決するので、玄米は自分には合わないといった話は言い訳に過ぎない。噛む時間が無いほど忙しければ、玄米を粉末にしたものや、玄米クリームといったものもある。よって、玄米自体を摂取すること自体は、困難なことではないはずである。桜沢氏の違った角度からの玄米の見方を紹介したい。

「半搗米《はんつきまい》や三分搗米《さんぶづきまい》には非常に不消化な部分が多いが、吾々はこれを恐れる必要は少しもない。不消化なるものは完全に排出されるのであるから、不消化ということだけで半搗米や三分搗米を攻撃することは全く正しくないことである。消化不消化論の如きは近視的精神の妄想の欠片に過ぎない。」

漢字は、先人が苦労して作り上げた自然な形であり、字義の全てを物語ってくれる。たとえば、白米は、玄米といった丸ごとの自然の恵みを、人間の都合のいいように、見栄えと炭水化物だけの甘味だけを求め精製してしまった。しかし、栄養学的には誰もが認めるように、玄米の方が断然良い。白米は、栄養素がたっぷりある玄米を削って残ったカスである。よって、カスという字は「粕」と書くのである。そして、白米だけでなく、肉といった錯覚の贅沢食物が腸内に入ると、ウェルシュ菌といった悪玉の腸内細菌が繁殖し、腸内は腐敗する。よって、クサルとは、「腐る」と書くのである。そして、そんな食生活ばかりやっているど、最終的にはガンになってしまうのである。

現在、ガンが増えているのは、飽食時代であり、かつ何でも機械任せの品物が豊富にそろっている、いわば贅沢病であるから、ガンとは品物が山ほどあることによって起こる病気なので「癌」と書くのである。

話は少し横道にそれたが、自然の恵み丸ごと状態である玄米を頂くということは、玄米の生命エネルギーを人間に入れるということで、これは自然医食には絶対不可欠の条件である。また、玄米の他にアワ、ヒエ、キビ、丸麦《まるむぎ》、鳩麦《はとむぎ》、蕎麦《そば》、小豆《あずき》、黒豆《くろまめ》といった様々な雑穀を入れることにより、ミネラル、酵素などを多く摂取でき、栄養価もより高くなる。

玄米には、端に胚芽がついており、胚乳の周りには糊粉層、種皮、果皮といった順に層を成している。胚芽には抗ガン作用をはじめ様々な作用があり、ビタミンB_1・B_2、ニコチン酸、パントテン酸、ビタミンE、その他様々なミネラルが多量に含まれている。外側を取巻いている糠《ぬか》になる皮層も、繊維、脂肪、レシチンなどが豊富に入っていて、便秘解消に一役買う。

玄米がいきなり苦手という方は、せめて胚芽が頂ける胚芽米に切り替えてはいかがだろうか。なお、発芽玄米は、水に浸しておくと、約一ミリメートル程度の芽が生えてくるほど生命力豊かな米である。これには、鎮痛作用をもたらす抑制性神経伝達物質を含んだギャバ（γ-アミノ酪酸）の量が、玄米の四倍近くもある。

このようなすばらしい効果のある玄米に対して、批判的な説も存在する。それは、農薬残留に関しての水銀問題である。森下氏は、玄米に付いている農薬について以下のように述べている。

「玄米の農薬は、全く心配ない。玄米の胚芽や糠の成分中には、農薬その他の公害物質を、磁石のような働きで吸着して体の外へ引きずり出してくれるキレート物質が含まれているからだ。だから、食品分析の段階では、水銀の量などは、白米より玄米のほうが多めになっているけれども、白米が体内に進入した有害物質の害作用を増幅するのに対して、玄米は、有害物質を積極的に排泄するし、腸内もきれいにする。結局、体内に残る水銀その他の公害物質の絶対量は、玄米のほうが断然少ないのである。」

キレート物質の代表格としてフィチン酸が挙げられる。また、メタロチオネインといった重金属を体外に排泄する物質も体内に存在しているので、それほど玄米の農薬について神経質になることは無いと森下氏は指摘する。さらに、葉緑素、酵素、胚芽の重要性を説いている。酵素、胚芽の重要性は玄米の栄養価値より十分おわかりになって頂けたと思う。ちなみに酵素は、発酵食品に多く含まれ、腸内環境に良い影響をもたらしてくれる。発酵食品の代表格は、我が国ではタクアンといった漬物や味噌、醤油、納豆などが挙げられる。長い時間かけて熟成させたものほど、発酵して酵素の働きを十分に発揮してくれる。その他、野草を発酵させた野草酵素なるものもある。また、韓国ではキムチといった伝統食品が、最高の発酵食品となる。

▼**葉緑素**　では次に、葉緑素の重要性について述べる。森下氏は、学位論文「ストレス時の血液凝固促進機序」において、発癌及び消癌のカラクリを見事に解明したことにより、その研究過程で葉緑素の抗癌作用、消癌作用を発見したのである。森下氏は、草食動物が腸の壁一枚隔てて緑から赤の世界へと変わっていく真実を見つめて、葉緑素と血球との関係について調べあげた。その結果、葉緑素のクロロフィルと血色素のヘムとの化学構造は、同じポルフィリン骨格を有し、その中心元素が葉緑素はマグネシウムであるのに対し、血球は鉄であるといった違いしかないことに着目した。つまり、葉緑素とは緑の血と解釈することができよう。

我々は、食物を摂取して便を排泄するわけだが、その便の色は、大体は茶褐色である。これは、胆汁色素や様々な酵素により生じるといった内容が医学書を紐解けばどこにでも書いてある。しかし、体の中を縦横無尽に流れている血液の赤がいったいどこから生じているかといった具体的説明のある医学書は見受けられない。また、小魚類や貝類には、緑色の体液がある。これも、緑色の血液と解すことができ、その緑の原因が銅イオンであったりすることもある。

このように、葉緑素と血色素の化学構造がほぼ同じことからも、葉緑素と血液との関連性を伺うことができる。葉緑素には、造血作用や血液の浄化作用、消炎作用、そして消ガン作用までもがある。葉緑素の詳細については、森下氏の著書『葉緑素と生命』(美土里書房)を参照されたい。葉緑素がいかに生命と深く関わっているかを知ることができる。

自然食と自然医食のちがい

最後に、自然医食の大前提を説明したい。栄養学的な面をさておき、自然医学理論に則った自然医食というものは、自然の摂理に適っていなければならない。つまり、その土地のものを食べるといったことである。「身土不二《しんどふじ》」に関しては前述したが、これに「食」といった生命には不可欠な要素を入れた「身食土不三《しんしょくどふさん》」の重要性を、森下氏は提唱していることを付け加えておきたい。

ここまで説明すれば、自然食と自然医食の違いをご理解頂けたと思う。お茶の水クリニックで四〇年ちかくも提唱し続けている食事療法は、単なる自然食療法ではなく、医学的根拠に基づいた自然医食療法ということになる。

「美味しいものが何も食べられず、つまらない」とお思いになっている方は、一度やってみるとよい。そうお思いになるのは、この自然医食の世界を知らないだけである。一度知ると、どんどん知りたくなり、それを実践するにつれて体調もすこぶる良くなり、つまらないどころか、楽しくなってくる。何で、この楽しい世界を知らなかったのだと、今までやっていたことを反省するにちがいない。

いくらでも工夫はできる。たとえば、肉のかわりに、生理機能の維持に必要不可欠な不飽和脂肪酸を多く含んだ魚にし、甘いものが摂りたければ、ミネラル分が豊富な黒砂糖や樹液より採れるメープルシロップにすれば良い。ただ、いくら良いものといっても「過ぎたるは及ばざるがごとし」で、ほどほどに摂取して頂きたい。目安は、「もう少し食べたい」と思うくらいの量である。一日三食をしっかりとか、スタミナつけるためにたくさん食べなさいといった既成概念に全くこだわる必要はない。身体の声を聞くのが一番正確である。人間、千差万別であり、栄養摂取量はまちまちである。もちろん、ある一定の必要摂取量は存在するが、匙加減は自分の体が一番よく知っているわけで、それに聞くしか正解は出てこない。

ただし、摂食中枢や満腹中枢といった脳神経系の破壊などが起きていたら、指導者がコントロールしてあげなければならない。このような摂食障害といった食中枢の破壊も、皮肉なことに食生活の乱れからも生じてしまう。

食で汚れた体は食で浄化可能である。このごく自然の摂理を理解して頂いただけで、体内にいる名医が大活躍してくれる。薬物医療に頼ると、それと常に付き合うような体になってしまい、体内にいる名医は死んでしまうことになる。

繁華街を歩いていると、ファーストフード店やコンビニ前でインスタント食品を食べている若者を見かける。日常食べているものが最悪であれば、腸はかなりのダメージを受け、弱い悪化した細胞だけが造られる。そんな状態で造られた皮膚細胞にいくら化粧しても化粧のりが悪くなってしまう。化粧品ですら、天然成分より構成されているものではなく、化学薬品で合成されたものが多いわけだから、ダメージに拍車をかけることになる。見せ掛けだけの装い美人より、消化管からきれいな内臓美人の方が身体には良いに決まっている。腸がきれいな人は皮膚もきれいである。装いだけの超美人だけでなく、内側からきれいな腸美人になってもらいたい。

「食」という基本的な処方箋を守らないで、毒物である薬ばかりに頼るのはあまりにも軽薄すぎる。一度、病を起こしたら、自分で治す心がけをして欲しい。まずは食からである。ぜひ、体調不良者、健常者共々、自然医食を試して頂きたいものである。

食事療法の認識を正しく持とう

よく、巷に流れている食事療法の誤認識とも思えるような発言を列挙してみる。

①「食事療法のやり方はどれも同じようなものだ。」

②「食事療法なんてちょっとした効果しか期待できない。」

③「病院での薬の方が、即効性があるし、食事療法より早く治る。」

④「食事療法と併せて健康食品とか買わなくてはいけないから高くつく。」

⑤「食事療法はまずくて味気がなくて、食べる楽しみが無くなる。」

⑥「食事療法は、糖尿病とか食事が原因でなる病気には効くかもしれない。」

さらに、ひどいものとして

⑦「食事療法なんか効くかどうかわからない胡散臭いやり方だ。」

⑧「食事療法なんか古臭い。今は栄養剤をしっかり飲んでいればよい。」

このような発言が治療家の先生方のお耳によく入るかと思う。また、患者さんのなかにはこのように思っている方々がいるかもしれない。ぜひ、今から食事に対する認識をしっかり持って頂きたい。まず、発言内容から考察して、徹底見直しをしていきたい。

①の発言で気になるのは、やはりマスコミの影響が多分にあるだろうと思う。今や、雑誌、テレビ、講演など情報収集源はいたる所に存在している。すると、あるメディアでは

良いとしているものを、違うところでは悪いといったりする。すると、人々はどれを信用していいのかわからなくなる。また、良いと言われているものを患者さんは過剰に摂取してしまう。すると、これもかえって逆効果になり、成果があまりでないどころか調子をおかしくしてしまうこともある。このような理由からだんだん、食事療法に対する認識はどれも似たり寄ったりという感覚を抱くに至ってしまうのではないだろうか。

②の発言には、ある程度の期待感が持てる。おそらく、食事療法は信じているのかもしれないが、やり方が間違っているため十分な効果が発揮されていない。具体的に言うと、食事内容、食事の量、よく咀嚼しているかなどが挙げられる。それだけではない。皮肉なことに、せっかくの食事療法を阻害しているものが、病院などでなされている薬物療法である。患者さんはこう思うかもしれない。「私は、病院でしっかり診てもらい、お薬も飲んでいる上、食事にも気をつけているから完璧だ」。しかし、違うのである。鍼治療のところでも述べたように、鍼を刺して、その上から湿布を貼っているようなものである。これでは何が効いているかわからないだけでなく、かえって効果を減じせしめている。

東洋医学と西洋医学は前述したように油と水の関係である。一緒に取り入れても、効果を出せるどころか喧嘩してしまう。まあ、この喧嘩が排泄反応として現れることもある。つまり、病院でお薬飲んでいる人は、良い食事でその薬の毒を排泄してくれるように働く。それが、下痢や湿疹などといった好転反応として出てくる。悪化しているわけではなく、体が良い食物を入れることによって活性化され、毒物と戦ってくれているのだ。

こう理解していただきたい。薬漬け医療にどっぷりつかっていて今すぐ薬をきっぱり断つと逆に危険な患者さんにも、この喧嘩は必要なもので、どんどん自然治癒力がついてきて危険状態を脱したら、薬ときっぱり縁を切って頂きたい。もう薬からは足を洗って、二度と薬のお世話にならないよう、しっかりとした食事でしっかりとした体を造りあげるのである。人間誰でも過ちはあっていいと思う。間違いに気付いた方がより認識が深まる。
③については、前章の内容がしっかり理解して頂ければ、いかにおかしいかがすぐわかると思う。確かに薬物には即効性があり症状を和らげる効果は認める。しかし、これを治ったと解釈してしまうのは如何なものか。つけが後で回ってくる薬物療法と少々時間はかかるが、じっくりと体質改善を図り、細胞レベルで治していく食事療法のどちらをあなたなら選びますか。付け焼き刃の薬物療法を早く脱して、根治療法を目指してほしい。
④の発言に対する回答は慎重を要する。なぜかというと、価値観が関わってくる。人間生きていて、何にお金をかけるかということは、人それぞれである。高級ブランド品を買おうが、旅行をしようが、一般的に贅沢と言われるような西洋料理（私にとっては、自然の素材をそのまま生かした質素な粗食こそ最高の贅沢と思えるのだが）をたらふく食べようが自由である。しかし、今挙げた事は全て、健康な身体があってこそ楽しいものである。それが、健康にかけるお金を惜しいと思っているようでは話にならない。

そもそも、健康食品は高いという認識自体が軽薄である。確かに、この時世、健康ブームの時勢にのって金儲け主義に走り悪徳商法をやっている業者もいないとはいわない。このような値段ばかり高くて効果のない似非《えせ》物が出回っているのは非常に残念なことである。しかし、悪い物ばかりではない。しっかりとした本物もあるのである。それは血となり肉となり生命の活性を促してくれる。そう考えると、何をもって高いと思えるだろうか。貴方の生命はお金には変えられないほど尊いものなのに、自らが健康になるための食品に対して、高い安いと計算してしまうのは、極端なところ、自分に値段をつけているも同然である。それに、その場しのぎの薬物療法に頼ると、つけが後から回ってくるから、老後かなり病院でお金と時間を費やす事になるだろう。

最後に付け加えておくと、基本は食事である。健康食品といった付属品は必ずしも必要なものではなく、身体の状態に応じて考慮するものである。自然治癒力が低迷していて、基本の食事だけでは自然治癒力の活性化が追いつかない時や、より早く効果を出すために用いると思って頂ければよいと思う。

要素還元主義の西洋栄養学には、やれビタミンだのタンパク質だの、分析成分だけに着目して、それをサプリメントとしてとれば良いといった考えが根底に存在する。ある知人から聞いた話だが、とにかくご飯代わりにサプリメントを摂取しているので、体臭がサプリ臭いといった内容までもがある。ホントに凄い時代になってきたと思う。自然の中のものを丸ごと、ありがたく頂くという食への姿勢を忘れないで欲しいと思う。日本人精神の根幹を成すところである。

⑤の意見は、大変厄介である。食事が美味しくないとつまらないのは確かである。しかし、本来の味覚を取り戻せば、素材そのものの自然食を美味しいと感じるはずである。動物の味覚を見習うべきである。私の実家で、以前、ウサギを飼っていたことがある。とてもかわいいウサギで、できるだけ野生に近い状態にしてあげて、よく放して好きなように動き回らせていると、自然に生えている雑草を貪るようにして美味しそうに食べていた。そこで、試しに市販されている人間が食べるお菓子を与えても、見向きもしないのである。嗅覚、味覚とも自然な状態なので不自然なものは受けつけないのである。

野生の動物は、きわめて自然な形で食生活を実行しているのである。我々人間は、大脳新皮質があまりにも発達しすぎて、いろいろと不自然な物質を作りすぎた。たとえば、食品添加物である。このような不自然なものは自然界には存在しない。当然、人間以外の動物は、まだ自然の感性がおおいに残されているから、自然に自然の物をとることができる。今の現代人が、いろいろな不自然な物を食べすぎて、その味覚に慣れてしまい、本来の自然の味を忘れてしまったのではないだろうか。現代人の多くは、化学調味料といった人工合成物に味覚が慣れてしまっている。もちろん、味覚だけでなく、人工的な芳香物質により嗅覚も従来の感覚よりずれてきているに違いない。

玄米はよく噛めば噛むほど味がでてきてスルメのようなものである。これをまずく感じる人は、本来の味覚を取り戻すまでは砂を噛んでいるように思うかもしれないが、料理方法の工夫、よく咀嚼する、感謝の気持ちといった心の持ち方で、味はかなり変わってくる。本来の味覚を取り戻して健康体になっていくか、偽りの味覚で突っ走って、不健康体になり気付いたら後の祭りとなるのがいいか、選択は皆様にお任せしよう。

⑥の認識も、固定観念にとらわれている内容の発言である。現代医学も確かに、食事と病気との因果関係を認めている。しかし、それは、断片的なものである。たとえば、炭水化物を多く取ると、血糖値が上昇して糖尿病を悪化させるとか、脂肪の多いお肉を食べると、コレステロールが上昇して、循環器系の病気である動脈硬化症や心筋梗塞、脳梗塞を起こしやすいといった具合である。このような情報が圧倒的に多いので、診断のつかない肩こり、だるい、食欲不振などといった不定愁訴と食との関係は忘れ去られてしまう。しかし、こういった体調不調も食が関係していることを肝に銘じて欲しい。

⑦や⑧の発言は、西洋思想かぶれし過ぎている。大体、新しいもの好きな人たちにこのような傾向がある。試しもしないのに、流行、マスコミの影響に流されやすく、本物を見きわめようという姿勢がはじめから無い。そして、病気になったらすぐ病院にかかればいいといった他力本願的発想の持ち主に多い発言である。昔より残っているものは、食物にしろ、鍼灸といった治療法にしろ、何かいいところがあるに違いないという発想を持つべ

きである。その上で、何か新しい物を構築していく温故知新の精神をもう一度見直して欲しい。

今まで述べた食事療法の誤認識を払拭させて臨床的に効果を上げているところが、森下氏が院長として三〇年以上食事指導を行ってきたお茶の水クリニックである。本物の食事療法を実践したければ、ぜひ試して頂きたい。食事療法を謳い文句とする治療院が増えてきていることは大変喜ばしいことである。しかし、それら全てが、きちんと根拠をもって実践していればありがたいのだが、何をやっているのか実際のところ私にはわからない。自信持って言えることは、お茶の水クリニックの臨床的効果が本物であるということである。私が約三〇年間近く実践し、ここでの療法は病気治しの一番の近道であると確信している。

今、病気に患っている方々だけでなく、健康人も（大体の方が、自分が健康と思っているだけで、かなり身体が汚れている）、今後病気にならないために、自分の体を知ると同時にしっかりとした食事療法を身につけて頂きたい。

良い水・塩は良い身体を造る

体重の約六〇％は水分であり、そのうち細胞内に含まれている水分（細胞内液）は体重の四〇％で、細胞外にある水分（細胞外液）は体重の約一五％が間質液で、体重の約五％

が血漿である。このように細胞内外問わず、水分で体は満たされているので、その影響は無視できるものではない。

水も広く言えば食養生である。水分は生体にとってなくてはならないものであり、水だけで長期間の断食に臨むこともできる。水は生体には必要な物質であるが、果たしてどれだけが適量なのかはっきりとした量は定義されていない。水を一日二リットルは飲みなさいと語る学者もいれば、胃液が薄まるからあまり飲み過ぎは良くないという学者もいる。よって愚見ながら、適量というのは、本能的に自分の体が良く知っているので、ある程度の節度を踏まえた上で、欲に任せて摂取するのが良いと考える。しかし、体質改善や治療としての飲水に限っては、その限りではないことを申し添えておく。

水道水をまずいと感じないことは、味覚が壊れている証である。塩素消毒された水道水を普通に感じるのは、体が合成化学薬品の一部となりかけている証拠であろう。

味覚器は単なる効果器の一部ではあるが、正常なる細胞は何が正しいか自然と判断できるものである。

では、どのようなお水を飲めば良いかということになるが、極論を申し上げてしまえば、身土不二の原則に則った自然のお水を摂取すれば良いということになる。しかし、ほとんどの人は、現実そうはいかない。すると、実際問題として、浄水器を取り付けたり活性炭を入れたりして、極力、有害物質を取り除くということになるであろう。それはそれで良いのだが、ミネラルを石より補給することによって水の質を高めていく方法も知っていて損はない。これは、ミネラルといった唯物的な考えの他、水にはエネルギーを転写する偉大な能力をもっているといった考えも加味されている。石のパワーが水に転写されるといった考えである。

私が現在使用しているものは、「太陽石」という火山岩の一種を入れたお水である。「太陽石」とは商品名で（販売：グルージア）、未風化真珠岩であり、石英粗面岩に属する天然石である。この石には、珪素、ナトリウム、カルシウム、マンガン、鉄、カリウムなど二四種類のミネラルが豊富に含まれていて、水に入れておくと、イオンとなって溶出する。この鉱石が普通の鉱石以上に成分元素が多様なのは、五千万年〜三千万年前の新生代の前半期に地上に噴出された熔岩が、寒気のため急冷され結晶を造る暇もなく無秩序に固化したといった気候事情によるとされている。また、物理化学的特性としては、酸性やアルカリ性に傾きつつあるものを中性にもっていく働きがあると同時に、水に混在するアンモニア性窒素、亜硝酸、酸性窒素、遊離塩素、シアン、カドミウムなどの有害物質を減少させる作用がある。

これは、扱いが手軽で、二リットルの容器を三本くらい用意しておけば、大丈夫である。あとは、使用して減った分の水を足していけばいいのである。この程度の量があれば、お米を炊くにしろ、飲料水や味噌汁として用いるにしろ、ほぼ足りる量である。大体、丸一日、水に石を浸けておけば太陽石ミネラル水の出来上がりである。石の交換は三年に一回くらいが目安なので、忙しい人でも大丈夫である。また、風呂に入れれば、ミネラルバランスの良い単純泉のできあがりで、温泉療法の効果も期待できる。都会で汚れている水をお飲みになっている方は、この石水を試して頂きたい。

体内のほとんどは水分なので、寿命の鍵を握っているのは、どのような水を摂取しているかといっても過言ではないであろう。水について、中に含まれる微量成分により、いろいろな生化学反応の起きやすさを左右する目安として酸化還元電位という物差しがある。生体水に近いコロイド水や酸化還元電位の低い還元力のある水は、長寿との因果関係があるのではないかと、森下氏は示唆している。

塩分摂取

次に塩分についてだが、塩は昔から珍重されてきたもので、生体と深く関わっていることは間違いない。海より進化してきた人間は、いたるところにその形跡を残している。母胎の羊水に含まれているミネラル組成が海水のそれと似ているのである。これは、人間の母が海であることを物語っている。

塩の生成における歴史的経緯を大雑把に述べると、昔は塩田の海水の水分を蒸発させて塩を生成する塩田法を用いていたが、昭和三〇年代以降になると、イオン交換膜法といった電気分解により塩を生成する方法をとってきた。この近代的な方法は、生産が天候によって左右されることもなく、その上、生産効率が良いので便利なものである。しかし、昔ながらの方法に劣る点がある。それは、化学的手法により得られた化学塩は、微量金属元素が過度な精製のおかげで含まれていないのである。つまり純粋な塩化ナトリウムである。

自然界に存在する塩はこのようなものではない。岩塩であるテチスの塩は、塩化ナトリウムが約九七％で、その他の成分としては、硫黄の成分をはじめ鉄、銅、亜鉛、コバルト、マンガンといった様々なミネラル分が入っている。本来の生命に必要な塩とは化学塩ではなく、自然塩である。自然塩の重要性は、この塩化ナトリウム以外の微量金属元素にあり、これらが生体のホメオスタシスに一役買うのである。

あの熱い砂漠のシルクロードを渡る時、ラクダに載せたものは、香辛料、タバコ、そして塩である。このように、先人は経験的に塩の重要性を悟っていたのである。肉体労働等で疲れたとき、汗により塩分が流れているので塩を舐めて元気回復を図る。生命にとって塩は大事なエネルギー源となっているのである。

長寿郷では、保存のために自家製チーズの中に塩分を入れている。また、主食のナンは、塩水で練り、一日の塩分摂取量はこれだけで約三〇グラムはいく。減塩思考の強い現代医学は、比較的塩分を多く摂取している長寿郷の人体についてはどう説明をつけるのであろうか。現代栄養学が植え付けた塩＝塩化ナトリウムの短絡的思考をやめない限り、生命エネルギーの源である塩本来のありがたさには気づかないであろう。

塩分は一般的に、腎臓の疾患に悪い影響を及ぼすと言われている。まだ、人間が陸上に這い上がって進化してからの歴史は、長い進化の過程より見ればまだ浅い。よって、腎臓が、一番、陸上生物にとって負担になる臓器であることは宿命なのかもしれない。しかし、細胞の外側に多くのナトリウムが存在している事実は、生体の塩の必要性を物語っている。森下氏はこう説く。「自然塩を上手く利用すれば、腎臓病を治すこともできる。」

最後に塩の摂取に批判的な内容についても触れておこう。塩に含まれているナトリウムは陰陽の概念に当てはめると、陽性のものに属する。塩掃けが良い体質は、塩が体内に溜まらないので陰性体質といった概念になる。このような体質の方は、ナトリウムを多く含む塩をとることによって身体を中庸化させて、陽性体質に傾かせるのが一般的であろう。

しかし、これは根本的な体質改善にはならないと、食養家の医師、甲田光雄氏は主張する。陰性体質の方は、もっと塩を摂取させないで陰性化させると、自然と塩を逃がさない体質が出来上がるといった内容が甲田氏の主張である。なるほど、納得はできるが、これはなかなか普段の生活状況などを加味すると、厳しい注文になる。少し、身体を痛めつけて鍛えることによって、強い体質を造り上げるといった感じであろう。理屈はわかるが、修行僧のような感覚でないと、これは厳しい。それに、危険と隣り合わせであることは言うまでもない。体質を中庸化しながら生きていくか、根本的な体質改善をしていくか、どちらが良いかという問題に対して、急いで決着はつけられない。むしろ決着をつける必要がないのかもしれない。とりあえず、ここではこのような考えがあるといった紹介に留めておきたい。

咀嚼による効果

玄米はよく噛めないから消化不良を起こすとか、下痢をするといったことを時々耳にする。しかし、日本人が白米といった精製米を食べだしたのは、昭和四〇年代後半あたりくらいで、それまでは、麦飯、玄米を普通に食べていたわけである。玄米を食べて不快な症状を起こすのは、現代人の身体が変わってきた証拠である。軟らかいものばかり食べる時代になり、消化機能などがそれらに慣れてしまったのである。硬い穀類、根菜類、骨ごと食べられる小魚といったものを摂らなくなったがために、咀嚼する機会は減り、歯並びは悪くなり、八〇歳までに二〇本の歯を残そうといった八〇二〇運動なるものが騒がれているが、実現には程遠い状況の人たちの方が多いに違いない。また、咀嚼回数の減少により顎周囲の筋肉はあまり発達せず、丸みを帯びた弱々しい顔貌が増えてくるのである。

容姿の変化は顔だけではなく、体格にも見受けられる。良く咀嚼する人に、太っている人は少ない傾向にある。これは、良く咀嚼することにより、視床下部にある満腹中枢を刺激するうえ、体熱放散が増加するからと考えられている。

私はウサギを飼っていて、食餌として雑草を与えて観察していると、良く咀嚼している。硬いものだけでなく、軟らかいミカンなども、果汁をこぼしながらも良く咀嚼して食べている。動物は、本能的に咀嚼の効用を知っているのかもしれない。人間は、大脳新皮質が発達し過ぎて、本能よりも、考えながら生きることを優先とするため、おかしなことになってきている。その他に、現代の日本人の生活が、食事もゆっくりとれない多忙な状況にあることも一因として考えられる。

軟らかい食感のほとんどは、乳化剤や糊料といった食品添加物によって得られている。この食品添加物は、身体に悪いということは皆さんもご存知であろう。この世の中は、ほんとに矛盾している。厚生労働省は、極微量の食品添加物は、身体には無害であると謳っておきながら、コンビニでは「合成着色料、乳化剤無添加」を文句にした食品が、いかにも健康に良いみたいな感じで並んでいる。そんなことを書いてあるということは、それらが身体に悪いと認めているようなものである。それに、アメリカをはじめ外国では、使用禁止になっている添加物があるのに、日本ではそれらを使い続けている。いったい日本のお役人は何をやっているのだろうか。おまけに、薬の錠剤のコーティングにも同様なものを使用しているから情けない。

人工的に造られた不自然な食品添加物や残留農薬は、噛むことによって解毒できることを、ずいぶん前から食養家の方々が説いている。玄米だって、咀嚼することにより、残留農薬の解毒もなされるわけである。そして、本来あまり摂るべきではない肉類といった動物性食品も、咀嚼することによって幾らか毒消しすることができる。

最近、西岡一氏が食品添加物によって生じる活性酸素、過酸化水素は唾液に含まれているペルオキシダーゼによって抑えることができることを研究結果により明らかにした。活性酸素によりガンが発生することは前述したが、咀嚼により唾液を分泌させ、ガンを予防できるとは単なる気休めではないのである。また、この酵素の活性酸素消去作用は、生活環境によって左右されるので、睡眠不足、過労は極力避けたいところである。

咀嚼の有効性は、医学者でも生理学者でもないフレッチャーという人が百年前に主張していた。時計屋として財をなしたフレッチャーは、贅沢三昧の食生活をしていたため、病気にかかってしまい、自然食をゆっくり噛んで食べることを実践して、病気を見事に克服したのである。咀嚼は、生体に様々な良い効果をもたらし、フレッチャーの理論と命名もされている。失敗は成功のもとなりの典型例である。

咀嚼をすることにより生じる唾液は、今述べた解毒作用以外に、様々な良い働きをしてくれる。唾液には、老化防止ホルモンのパロチン、抗菌作用のあるリゾチーム、ラクトフェリン、そしてデンプンを分解する消化酵素アミラーゼなどが含まれている。

これより、咀嚼の効果が多大であることが、おわかりになって頂けたと思う。玄米穀菜食療法を、真剣に実践するならば、食物を一口入れたら一旦箸を置くことを勧める。

断食の意義

「食によって生命を養う食養生」を今まで述べてきたが、今度は、その行為とは正反対の「食を絶つことによっての養生」の意義を考察してみたい。

断食療法とは、ずいぶん昔より行われた療法であることは、様々な書物より確認できる。しかし、そのほとんどは精神修養的な目的で行われていて、病気の治療として行われたのは、第二次世界大戦以降からである。当時、日本は、西洋医学一辺倒であり、断食療法は宗教的なニュアンスが強く、受け入れ難い時代であった。

甲田光雄氏は、食養家の医師であり、自分の体験をもとに、断食療法の効果に魅せられている人物である。甲田氏が、断食による効果を医学的論文で発表することにより、日本をはじめ世界各国で、医療機関で断食が行われる所までできた。しかし、現在、いまだに西洋医学が幅をきかせているので、一部の医療機関及び断食道場の類の所で行われているのが現状である。

食養家となる人は、大体、自らの体験を通して確信を持ち、食養生の大切さを世に説く。この体験より編み出されたものが、理論の根底になることが多い。

食養生の先哲、桜沢氏は自らが陰性体質なので、それを陽性にするべく陽性食物を、二木氏は、自らが陽性体質なので、それを陰性にするべく陰性食物を摂取し、陰陽のバランスをとるいわば陰陽折衷論といった整合性のとれた方法を説く。漢方薬に関する古来の医学書である傷寒論でも陰陽中和論をもって治療をするよう推している。

それに対して、甲田氏が唱えるものは、あえて、陽性体質には陽性食物を、陰性体質には陰性食物を摂取するといった非整合性の方法により、体質改善を図ることを主張している。この生理学的な効果を、甲田氏は、東京大学医学部吉利和教授の研究効果の例を挙げて説明している。その大綱とは、霜焼けや冷え症の人は、毛細血管の手前にある細動脈と細静脈を結んでいる動静脈吻合枝（グロミュー）の機能が衰えているため、あえて、寒冷刺激を与えることによって、毛細血管を収縮させて、そこに血液を行かせないようにし、グロミューに血液が流れるように仕向けるといった生理的機能の改善を目標にする、といったものである。

しかし、甲田氏は、理論は理論としておさえておきながら、現実とのバランスをとることを主張している。陰陽中和論といった合理的理論と、陰性には陰性をといった非合理的理論との二律背反な主張を止揚するよう「角を矯《た》めて牛を殺すな」と忠告している。

ちなみに、造血理論の定説である骨髄造血理論は、カニンガムらの動物の飢餓状態により誕生したことは前述した。これは、まさしく断食による代償性造血と解することができる。お腹を空かしている生体に食物を与えるのではなく、あえて飢餓状態にさせることにより、病気に導くような誤った生理機構を一旦壊して、本来の生理機構が出来上がってくる。その過程で生体に様々なことが起きてくる。これを、生体が治癒に向かっていく好転反応と解すことができる。断食を通して、最終的には体質の改善へともっていくのである。

このように考えると、温室育ちの人がたまに徹夜や極度な労働をすることは、体質改善に一役買うといった理屈も成り立つわけである。

昔の人は、今の若い人に対して情けないとか、根性がないといったことを言うのは、それは、戦後、厳しい状況の中、飢えの時代に育った人は、体質改善だけでなく精神鍛錬も自然と成されているからだろう。

現在、飽食時代を生きている人たちは、飢餓の時代を知らないので、本来の生理機構が一昔前の人より鈍っているに違いない。よって、本来の生理機構を目覚めさせるためにも、たまに断食することは大変有意義なことなのである。

ただ現実問題、体がかなり衰弱している方に対して非合理的な手段を採ることは、なかなかうまくいかないことも考えられる。断食療法は、専門的な知識や経験がないと危険を伴うので、その道に造詣が深い者に指導を仰いだほうが良いのは言うまでもない。断食療法は、やり方さえ間違えなければ、体質改善に多大な効果をもたらすことになるだろう。

断食とは、消化管を休め、身体に溜まっていた悪いものを排泄させ、さらに精神的な効果を狙いとした手段であり、汚れた体細胞が解体されて、これから正しい食事をとってきれいな細胞を造りあげる準備をすることである。

断食療法とは、飢えに耐えながら身体を非生理的な環境に置くわけだが、汚れた体にとっては、これは良い環境なのである。

構造と機能と

様々な自然治癒力を高める手段を紹介してきた。その中でも、食養生に一番多くの紙面を費やした。それは、身体が構成されるうえで、食事といった行為は必要不可欠だからである。それゆえ、この食事が一番密接に健康状態に影響してくるのは当然である。食事療法をすることにより健全な肉体が出来上がり、自然治癒力が高まってくるのは言うまでもない。構造的側面を強化するものとして、食事療法がある。その他に紹介した食事療法以外の療法の全ては、体の機能的な側面を高めることにより自然治癒力を高めていく。

もちろん、構造面と機能面は表裏一体の関係なので、自然治癒力を高める手段は如何なるものでも双方に波及することは当然である。たとえば建築物だって、材料が不良であれば、一見立派なものが建ったように見えても、何かが引き金になって脆く崩れることになる。建築物なら、引き金は地震であったり白蟻であったりする。人体においても同じことが言える。肉体的なものは、誰が何を言おうと、食物が無いと成り立たない。「食物無きところに生命無し」と言われる所以である。つまり、食が血となり肉となる基本を忘れて、機能的な側面を上げることばかりに躍起になっていては、いくら治そうとしても、先ほどの建築物の例と同じで、いつか行き詰るであろう。確かに、機能的な面を高めることによって、行き詰るのを先送りにすることはできるが、これでは根治には至らないのである。

我が国における東洋医学の治療家は、治療法の技術を編み出すことに夢中になる。これはこれで大事なことであると思うが、食事療法は触れてはいけない聖域のように取り扱われている傾向にあるのが残念である。

昔、先哲が編み出した呼吸法や整体法などで長生きしたような事が史実として残されているが、昔の食生活を思量すれば、先ほど述べた基盤がしっかりした上での機能促進なので納得はできる。

様々な健康法が巷にあふれているこのご時世、生命にとって大事な物とは何かを考えさせられる。健康になるための真理は一つである。様々な健康法を否定しているわけではない。健康になるための入口はいろいろあっていいと思う。ただ、これらは枝葉末節のことであり、土台がしっかりしていないと、これらも無味乾燥のものとなってしまう。

第4章　これからの医学の展望

1　治療家への提言

患者主体の医療に主眼をおくような風潮に、最近ようやくなってきている感じはあるが、まだ完全ではない。いまだに、患者さんから情けない話を聞くことがある。何も患者の訴えに耳を傾けることなく、「俺の言うことが聞けないのなら、来なくていい！」などと言われる治療家がいる。思わず、耳を疑いたくなる。そんな低次元の話を、ここで述べたいのではない。西洋医学における対症療法的な薬物治療に対して、東洋医学の治療は、全人的医療を基本的な姿勢として患者さんと向き合うので、西洋医学の機械的医療よりも熟練を要するところがある。

この全人的医療を施す際、患者さんの状態を把握するために問診、触診などをしてから治療を施すことになる。もっとも、患者さんを何万人も診たベテラン治療家は別としても、普通は一時間前後、診療に時間をかける。患者にとっては、これは一日二四時間の内のごく一部の時間であり、残りの二二〜二三時間は各自好きなように生活する。その中に、食があり、睡眠があり、人間関係のストレスがありといった様々な影響を生体は受けている。この時間は無視できる量ではない。これを無視して、私の手技によって一発で治してあげようとか、私の針灸によって一発で治してあげようといった心構えは、愚の骨頂だ。たしかに、そういう効果もあることは否定しない。特に、整形外科的疾患は一発治療が良く奏功することがある。私も、涙がでるくらい痛くて口が開かない患者さんに対して、頬にある経穴「下関《げかん》」の一刺しによって二〇分足らずの時間で症状がとれ、鍼治療の速効性の一面を感じたことがある。

一方、現在、蔓延している内科系疾患はどう考えても、原因は患者さん自身にあることがほとんどなので、患者の方には、治療家に責任を求める前に、自分に何か思い当たることがないかと自問自答して頂きたい。

精神的ストレス、睡眠不足、不規則な生活などが良くないことは、患者自身大方はわかっているが、なかなかこのストレス社会の世の中、実行ははなはだ難しいものである。よって、このストレス社会に打ちかつ一番の近道として、食生活の指導があるのではないだろうか。

また、かつて成人病と呼ばれていたものが生活習慣病に改名もしたことだから、これからはその生活をうまく軌道修正させるような博識ある治療家を目指すべきである。プライベートにあまり土足でドカドカと入り込むのも考えものだが、こちらが誠意をもって患者さんと接すれば、患者さんも治療家に真剣に向き合って話してくれる。

これからの医療人は、人間丸ごとを理解することは困難にしても、極力、それに近づける努力を惜しまず、謙虚に患者さんと対等に接する姿勢が大事であると考える。すると、治療効果もかなり変わってくる。患者さん自身も、基本は自分で治すことが第一の心構えでありたいが、治療家に診てもらうなら、前述したような先生を選んで頂きたい。名医とは、いつも思うのだが、病気にいかにかからせないかと考えている医者のことである。治療家は、患者さんに病気にならないための指南役になってあげるべきである。それこそが名医であり、患者さんとの信頼関係を築き上げる一番の早道ではないだろうか。

これからの医学教育

今の医療業界に軌道修正を図りたいと考えても、西洋医学一辺倒である医師中心の世界で軌道修正を図るには、凝り固まった頭を一度破壊してからでないとなかなかできない。よって、かなりの時間がかかることが予想される。それならば、我が国では鍼灸や手技を学んでいる東洋療法に望みを託したい。鍼灸師や按摩マッサージ指圧師は、東洋医学に関して唯一国が認める国家資格である。この資格は国が認めているのであるから、資格の質を上げていけば、これらの治療の必要性が世に伝えられて、その波はやがて西洋医学を正当とする立場の方々の意識にとまるところまでおよぶ可能性がある。

一方、東洋医学は西洋医学に迎合することなく、一線を画した独自の姿勢でやっていかないと、医療界の発展は期待できないのである。それには、かつて葬られた学説に宝物が埋もれている可能性があるので、温故知新の精神を忘れないで、もう一度真摯に異端視されている学説を見直ししていく必要性があると思われる。

千島－森下学説の腸造血理論をはじめ、ガストン・ネサン氏のソマチッドやキム・ボンハン氏のサンアルといった生命最小単位の追究など宝物は山積している。とくに、キム・ボンハン学説においては、経絡が大きく関わっているので、鍼灸師などの東洋医療家にはとりわけ重要な問題なのである。大阪市立大学医学部助教授であった藤原知博士は、「経絡の発見」と題して、キム・ボンハン学説と鍼灸医学の関連に対して真剣に取り組み、著書を出されている。藤原氏は、鍼灸医学の現在における「科学化」において危惧している。それは、科学化をせっかちに求めることもあって、自己の科学理論として利用できそうな新しい有力な学説が登場するたびに、それに安直に結びつき、科学的な装いと引き換えに伝承医学としての器識を失っていくということである。藤原氏が現代医学的な鍼灸医学に対して特に警告している内容を以下に示す。

「限界性をもつはずの現代の科学が経絡の実態を全面的に解明していないという科学認識の現状を固定化し、経絡は絶対的に存し得ないもののようにすりかえて把握し、その結果、経絡の実態を追究して行く努力を放棄して、出来合いの理論で針灸医学を説明し解釈する立場に立ち至るのである。」

経絡の実態を先哲の学者が、かなりきわめたにも関わらず、これを見て見ぬ振りをするとは実に残念である。

キム・ボンハン氏の経絡に関する論文をご覧になればわかるが、西洋医学の好きなDNAレベルまでの知見を出している。ここまでくれば、これからは現代科学の得意分野である分析力と手を組んで、真の生命体の解明に至ることを願いたい。藤原氏はさらに、「表層ボンハン小体の形態的・機能的な診断学が確立されるならば、臓器の疾病を診断するうえで画期的な新領域がもたらされることになるであろう。たとえば、小体から採取したボンハン液の臨床検査であるとか、外質をなす平滑筋様組織の諸種電気的生理機能検査などを行うことによって、臓器疾患の病能把握を可能にするであろう。さらにまた、たとえば皮内、皮下、血管内注射などのほかに、薬剤を特定の臓器に選択的に送り込むのに有利な『表層ボンハン小体内注射』なども現実のものとなるであろう」とまで述べている。

薬の是非の議論はさておき、この内容は、真の生命体の把握により、効率の良い治療ができることを示唆している。これだと西洋医学とさほど変わらないような気もするが、この理屈は、西洋医学的な立場で東洋医学の理論の説明を試みているところが大変興味深く、西洋医学理論と一線を画すところである。これからの医学教育は、このような姿勢も取り入れていく必要性を感じる。

また、現在の我が国における大学の医学部教育で、生体を構成している食物の事を学ばないとは何事であるかと思う。そんな根本的なところが抜けている医学教育を正さなければ、いつになっても空回りし続け、完全なる治癒を考えることは不可能である。まず、人間の身体を構成する根本たる要素「食物」のことをしっかりと学ぶべきである。栄養に関しては、栄養学の専門である管理栄養士にお任せして、治療家本人はそれには触れずなんてことをしていると、治せるものも治らなくなる。

現在、どこの大学病院にいっても、自動販売機は置かれ、食堂では医学生がカラフルな炭酸ジュースや肉料理を飲食している。これは、とんでもない光景だと感じなくてはならない。病気を治す場所である病院に、不自然な造病食を平気で置いている。病院は、いったい何を考えているのだろうか。医師もガンになるのは、うなずける話である。

2　次世代の医学

細分化の行き着く先

物理学、化学、数学など「学」と付くもの、いわゆる学問は時代を経るにつれて多くなってきている。学問という言葉すらない大昔に、こんなに学問ができるなんて誰が想像しただろうか。これは、人類が進化することにより大脳新皮質が発達し、いろいろな事を考えたことによる。大脳新皮質があまりにも発達し過ぎたことにより、人間が自然界を支配している錯覚に陥ることになる。

学問が細分化し、造り過ぎたことによっての恩恵も否定できない。分子生物学が発達することによって、品種改良といったバイオテクノロジーが誕生し、美味しい物をいつでも食べられる時代になった。しかし、生命を相手に仕事を行う時、この細分化の進化が果たしていい方向に行っているとは必ずしも言えない。生命科学においては、あまり細分化してしまうと、局所ばかり見つめて、大局を見落としてしまう傾向にある。単純明快なことをわざわざ難しくする必要はないのである。我々が見ているのは生命現象であり、生命の本質を捉えるには、物質レベルから脱却した思考を持たねばならない。ヒトゲノムの解読だと躍起になっている現代医学は、一見最先端を装っているが、生命の本質の解明とは関係のないことである。

学問が細分化すると同時に、職業までが細分化してきた。これは当然の成行きであろう。工業分野で細分化することにより、効率を上げて良い効果をもたらすことには大賛成である。しかし、生命を相手に行う仕事に従事する場合、栄養学は管理栄養士、運動療法は理学療法士、マッサージは按摩マッサージ指圧師、針灸は鍼灸師といった具合に、人体を細分化するが如く別々に捉えてしまうことは御免である。

現代医学がパーツとして人間を診る典型例として、内科、皮膚科、眼科などといった細分化した診療が挙げられる。細分化により、かなりの精度で局所的な把握をすることができるようになった。そして、診断そのものが検査といった枠より生まれる以上、検査技術が高度になると、診断名も細分化されて増えてくるのは当然である。これは、ただ勝手に病気の定義をたくさん拵えて、多くの病気が解明されたと勘違いしているとも解釈できる。一番良い証拠は、診断技術が長けてきても、結局、病気が減らないことである。

物理化学といった学問上に成立している産業と、生命を相手にした学問の上に成り立っている産業とでは別々に考えなくてはいけない。前者で成立している産業である工業などは、そう行き詰まることはないが、後者である医薬業などは、核心をつかない限り、矛盾が生じ破局を迎えるであろう。

地球になぜ生命が生じたかは、どんな高名な学者だろうが答えることができない。せいぜい、地球に生命がどのように生じたかを論じているだけである。物理化学は三次元の世界で解決できるが、生命科学に関しては、三次元の世界で無理やり解釈しようとすること自体に無理があるので、様々な矛盾点が生じてきてしまうのである。

医療の世界では、証拠集めのようなＥＢＭが金科玉条となっている。しかし、このエビデンスも、あくまでも三次元的なものの見方でしか俎上に載せられない実情がある。これは、万人が納得する上では仕方のない手法なので、文句をつけるつもりは当然無いが、あくまでも物理化学と同様の証拠集めの域を出ないのであれば、それを続けていても生命の真相は見えてはこないだろう。もちろん、実験的な検証は、生命現象を正確に把握する上で大変必要な事であり、現象を正確に解釈することを期待したい。

いずれにせよ、現代医学、現代生物学といった学問は、三次元的な思考を有している以上、生命現象は把握できても、生命の本質はいつになっても把握はできないだろう。

ここで、生命は三次元的思考である現代科学の枠を越えていることについて、考えてみよう。

人間の身体を循環している血液がなければ人間は死んでしまう。生徒に、この血液を身体全体に巡らせているものは何と問いかけると、生徒は間断なくポンプの役割をしている心臓と答える。ではもっと掘り下げて、心臓を動かしているものは何と問いかけると、今度は自動律動をもたらす洞房結節《どうぼうけっせつ》と優秀な生徒は答えてくれる。しかし、次の質問にはいくら優秀な生徒もお手上げである。「洞房結節を動かしているのは何ですか？」私も、自信をもった解答は出せない。というより何をもって正解としていいか誰も解らない。

老子が記した「道可道、非常道、名可名、非常名、無名、天地之始、有名、万物、……」の含蓄のある名文を改めて考えさせられる。物質が語りうるものならば、それは、不変の物質ではない。名がつけられうるものは、それは不変の名ではない。天と地が出現したのは無名からであった。名がつけられるものは、万物の母にすぎない。生命科学においては、物理化学の世界とは異なる視点より見ていく必要性を感じる。

長寿郷調査のところで前述したように、自然空間からは自然放射能が出ているわけで、それが生体に及ぼす科学的メカニズムの詳細は解明されてはいない。しかし、長寿と自然空間とのつながりをみれば、空間医学なるものが誕生してきても不思議ではない。

三次元に限定した生体観には限界があるように思う。また、生命は時空を越えて進化したものであり、多次元的な生体観が生命の本質を理解するうえで必要であろう。

波動医学の時代へ

いろいろなしがらみがある時代になってきた現在、思い切った行動を起こすには難しくなってきているが、このままでいくと結局、自ら首を締めることにもなりかねない。そろそろ真剣に、目に見えない何かを考えなくてはいけない時代にきているのかもしれない。この目に見えない物質を仮にここでは未確認物質と呼ぶことにする。

気の医学とは、目に見えない医学であり大変抽象的で理解しにくいかもしれない。しかし、最新機器はほとんど目に見えないもので操作されている。携帯電話、無線といったものも目に見えない波長や周波数等を操作することによって科学として成り立っている。

私が強調したい目に見えない気の医学とは、自然に発生している気の医学である。前述した自然放射能の効果、水にエネルギーを転写するといったエネルギー医学である。このような目に見えない未確認物質をもって治療法を確立しているものが世界にはいくつも見受けられる。これらは、主に波動医学と称し、エネルギー医学とも解釈できる。エネルギーというとアインシュタインによるエネルギーは光速の二乗と質量の積に比例する「$e=mc^2$」の公式を思い出す。これは、光といった無限の可能性を秘めた東洋思想を、エネルギーを数値化するといった術を得意とする西洋思想に変換した式である。この概念は、東洋医学と西洋医学の掛け橋になるだろう。この波動医学たるアインシュタイン的発想は、これからの医学には不可欠のものとなってくるだろう。この先、古典物理学によるニュートン医学からアインシュタイン医学へと変わっていく必要性を、リチャード・ガーバー氏は説いている。

アインシュタイン医学とは、アルバート・アインシュタインが物質とエネルギーの関係を深く洞察したものを軸として繰り広げられる波動医学（バイブレーショナル・メディスン）のことである。

さて、アインシュタイン医学を理解する上で必要な根本的な概念を簡単に説明しよう。ガーバー氏は、全ての細胞の断片は、完全な人体を複製するのに十分な情報を持っているといったホログラフィー原理を所持しているという観点から、エーテル体はホログラフィーなエネルギーの鋳型であり、人体のどの細胞にもＤＮＡ文書が保存されている、と説いている。エーテル体とは、肉眼的には捉えられない高い周波数をもったエーテル質という物質により構成されているものをいう。それよりもさらに周波数の高い、感情体と呼ばれるアストラル体があり、さらに高次な霊的身体となるとメンタル体、そしてコーザル体といった存在を仮定している。

このように、人体をエネルギー体として観ると、人体を三次元の枠に当てはめずに、多次元的に捉えることにより様々な矛盾が説明することができる。経絡系は、物質とエーテル体を結ぶ結合システムであると解することもできる。

波動医学の提唱者ガーバー氏は古代インド医学にも注目している。古代インド医学では、冠、眉間、咽喉、心臓、太陽神経叢、仙骨、尾骨に位置する七つのセンター（チャクラ＝車輪）と、それらを結んでいるナーディという管が挙げられる。チャクラは微細エネルギー身体の特殊なエネルギー中枢であり、神経系及び内分泌腺の中枢などと関連していて、微細エネルギーから物質レベルへの変換器として機能し、チャクラ／ナーディ系を形成している、とガーバー氏は推察している。このような概念のもと、どのようなエネルギー医学があるか具体的に説明しよう。

まずは、診断としてのラジオニクスの概念である。ラジオニクスとは、二〇世紀始めにヨーロッパを中心として行われてきたエネルギーの診断及び治療である。ガーバー氏は、ラジオニクスを意識工学的技術と解した方が妥当であり、重要な要素として治療家（検者）の心理作用能力を指摘している。さらに、「ラジオニクス装置で測定された検者の体内の生理学的変化は、外部の電気的な増幅装置を通じて当人にフィードバックされる」と述べている。ラジオニクス的診断等は、オペレーターの意識や雑念といったものが入っていると信憑性の高いデータは得られない。森下氏の行っている氣能医学的診断法（客観的データ：氣能値）は、まさしくこの大脳新皮質を介さない無意識下によるものである。

森下氏が、このような考えを採り入れる経過については、森下氏の業績のところで前述した。ただ、付け焼刃的な思考で採り入れた手法ではなく、人体とは如何なるものかをとことん追究したところ、エネルギーといった気の概念をもってこないと理論の整合性がとれないことにより誕生した医学が氣能医学なのである。

このような気の概念をもとにした治療としては、経絡の気の巡りをよくするといった気の医学としての鍼治療もこれに入ってくるであろう。

それから、毒をもって毒を制すといった類似の法則に則った治療であるホメオパシー療法も、深く気との関わりを持っている。

ホメオパシー療法とは、わかりやすく言うと、健常者に服用させたら高熱症状が出るような鉱、植物などを、高熱症状のある患者さんにあえて服用させることにより、生体を治癒に導くものである。この時に服用させる物質は、水のような媒体で薄めれば薄めるほど効力を発揮するのである。これより、この効力は薬物における物質の分子特性というより、物質のエネルギーが転写されるといった波動特性を考える必要性が出てくる。似たものとして、病人が自分の尿を飲むことによって、様々な病気を克服している尿療法が挙げられる。自分の病気の情報を刷り込んで排泄された尿を、再度飲用することによって、生体はその情報つまりエネルギーを読み取り、治癒へと向かっていく。尿療法も、ホメオパシー的な効果の一面も持っているのではないだろうか。

その他、ホメオパシー薬と同様な考えで花を使ったフラワーエッセンス療法や、宝石に由来するエーテル的性質の一部が水に転写された波動水を利用するといった宝石エリクシルといったものもある。これらは、波動エネルギーを貯蔵媒体とする水の特性を利用した治療方法である。本来のアロパシー医学では考えられない医学が、世界には現存している。

二〇〇四年五月に、森下氏がソウル大学の韓医学物理研究室に於いて氣能医学の講演を行った際、学生より熱心な質問が相次いだ。真剣な顔つきで、「ペンジュラムを利用してダウジングしてはどうか」等と質問している。日本の医学生でいったい何人の方が、波動といった目に見えない世界を真摯に考えているだろうか。

数学の世界で虚数という概念がある。同じものを二回掛け合わせると必ず正（＋）の数になるのは当然であり、この考えのみを信じることは、目に見える肉眼的な物質社会のドグマに染まっていることになる。同じものを二回掛け合わせて負（－）の数になるものが数学の世界には存在する。これが虚数である。不思議ではあるが、このような類のことは、生命を考える上で、必要となってくる。生命の現象を不思議と見るのではなく、まだ解らない事が多すぎるため、不思議に見えるだけである。数の無限大、無理数といった真理に、生命の真理と重ねて見てしまうのは私だけだろうか。

時代を振り返ると、科学は予想もつかぬくらい進歩してきた。縄文時代に、飛行機が空を飛んでいる未来を誰が予想しただろうか。そう考えると、まだ科学は過渡期にあり、これから、波動なる見えない世界を把握できる時代になってきても不思議ではない。

今の現代科学は、物理学、化学といった機械論的なニュートン思想によって発達してきた。波動医学のようにエネルギーの概念を導入したアインシュタイン思想は、まだこれからの話である。生命科学は、心と体全てを一体化して見なくてはならない。心はニュートン医学では把握しきれないのである。

また、自然的手法で血液を浄化すると、同時に浄心もなされ、これにより潜在意識のエネルギーが高くなり、体、精神、霊性を生命本来の状態にもっていくことができると解することができよう。

ジュネーブにあるＷＨＯ執行理事会で、従来の健康の定義である身体的健康、精神的健康、社会的な健康に加えてスピリチュアル spiritual な健康を付け加えようといった改正案の動きが以前より出ている。この改正案への対応に困惑するのは、適当な訳語がない日本の厚生労働省あたりであろう。スピリチュアルとは、霊性といった魂あたりの訳が妥当ではないかと思うが、科学的根拠の準備が整ってない日本としては、これを安々と飲み込めないといった状況にある。とはいえ、こうした動きが出てきたこと自体、ニュートン医学といった人間機械論的な観方に限界を感じてきている証でもあり、波動医学の誕生を予感させる。

波動医学的な要素が入っている代替療法は数多く存在する。例として、ホメオパチー、ナチュロパチー、心理療法、アロマテラピー、ヒーリング・リラクゼーション、鍼灸、手技療法、食餌療法、薬草療法、気功療法、水療法、光療法、カウセリングなど様々なものがあり、全てにおいて共通目的として自然治癒力を高めることにある。ガーバー氏は、このような波動医学なるものがこれまで医学の俎上にのってこないのは、ニュートン医学的な機械論が優位を占めている現代医学で言及されることのない生命力は、微細な力である一種のエネルギーであるため、医師や専門家らにその実在や機能について説明する妥当な科学的モデルが存在しないことによる、と指摘している。

これから先、人間をエネルギー体としてみるアインシュタイン医学なるものが、これからの医学に少しずつ入ってくるだろう。現に、最近、水にエネルギーを転写させるといった波動水などを治療として扱う医師らが少しずつ増えてきている。

あとがき

森下敬一先生のお骨折りを無駄にするわけにはいかない。日本の医学財産である。ボヤボヤしていると韓国医学に抜かされてしまう。現在、韓国は、近隣国である日本を意識するだけでなく、中国医学に追いつけ追い越せで中国と鎬を削っている。

中国には独自の中医学がある。韓国がそのうち、日本の財産である森下氏の自然医学理論を吸収し、医学界に踊りでた時、日本の医学を牛耳る厚生労働省は、どう考えるのだろうか。

韓国は日本ほど西洋かぶれしていない。思考能力といった土壌がしっかりしている証でもある。韓国に撒いた種が、いずれ芽を出し、花咲かせることを期待したい。そして、世界中に本物の花を咲かせた時、病気と縁のない世界が訪れることになるだろう。

森下〈自然医学〉を柱に話を展開してきたが、つまるところ、病気に対して患者と施術者の双方が、無為自然に取り組むこと、それによってこそ真の治療が得られるであろう、ということである。

若僧が濫蓄ばかり述べさせて頂いたが、素直に書き終えることができた。不足なところもあると存じるが、博雅の御鞭撻に期待したい。

漢方薬の項については、漢方・生薬認定薬剤師である弟の大内拓一に協力を得た。

最後に、私を今まで支えて下さった皆様方、そしてここまで育ててくれた両親に深く感謝したい。

「天網恢々疎にして漏らさず」を信じ、今後の医療界に期待をしたい。

二〇〇七年二月

大内　晃一

参考文献

森下敬一『血球の起源』生命科学協会、一九六〇年
『森下自然医学』（月刊）四四七号・四四九号・五〇〇号、森下敬一主幹、国際自然医学会
森下敬一『森下自然医学のあゆみ〈草創〉を枝折る』国際自然医学会、一九九九年
森下敬一『森下自然医学のあゆみ〈孤高〉風雪を征く』国際自然医学会、一九九九年
森下敬一『自然医学の基礎』美土里書房、一九八〇年
森下敬一『シルクロード長寿郷――超長寿の秘密を訪ねて一七年――』出版芸術社、一九九二年
森下敬一『水と生命』美土里書房、一九八三年
森下敬一『葉緑素と生命』美土里書房、一九六七年
三木成夫『ヒトのからだ――生物史的考察――』うぶすな書院、一九九七年
貝原益軒『養生訓』徳間書店、一九六八年
三津間正・濱田久美子『ビワの葉＋温熱療法』文理書院、一九八八年
西原克成『生物は重力が進化させた』講談社、一九九七年
桜沢如一『新食養療法』日本ＣＩ協会、一九六七年
桜沢如一『易――万有無双原理――』日本ＣＩ協会、一九五八年
飯島裕一『温泉の医学』講談社現代新書、一九九八年

三石巌『医学常識はウソだらけ――分子生物学が明かす「生命の法則」――』祥伝社、二〇〇一年
西岡一『噛めば体が強くなる』草思社、二〇〇三年
甲田光雄『断食療法の科学　体質改造の実際』春秋社、一九七六年
安保徹『医療が病いをつくる』岩波書店、二〇〇一年
藤原知『経絡の発見――ボンハン学説と針灸医学――』創元医学新書、一九六七年
クリストファー・バード『完全なる治癒――ガストン・ネサンのソマチッド新生物学――』徳間書店、一九九七年
広岡達朗『監督論』集英社インターナショナル、二〇〇四年
『老子』小川環樹（訳注）、中央公論新社、一九七三年
ジョルジュ・カンギレム『正常と病理』法政大学出版局、一九八七年
リチャード・ガーバー『バイブレーショナル・メディスン』日本教文社、二〇〇〇年
藤田霊斎『調和道丹田呼吸法』調和道協会、一九九七年
トム・ウェイクフォード『共生という生き方』シュプリンガー・フェアラーク東京、二〇〇六年

大内晃一（おおうち　こういち）

1972年、千葉県生まれ。

東京理科大学理工学部卒業。

建設会社勤務後、東京医療福祉専門学校卒業。

筑波大学理療科、順天堂大学などで臨床を経て、東京医療専門学校鍼灸マッサージ教員養成科を卒業。

現在、東京医療福祉専門学校専任講師。国際自然医学会講師。

著書
『爪もみ＆経絡マッサージ』（共著）日本実業出版社、2005年

自然治癒力はそだつ――ぼくの〈自然医学〉事始め

2007年2月25日　初版第1刷発行

著者 ――大内晃一
発行者 ――平田　勝
発行 ――花伝社
発売 ――共栄書房
〒101-0065　東京都千代田区西神田2-7-6 川合ビル
電話　03-3263-3813
FAX　03-3239-8272
E-mail　kadensha@muf.biglobe.ne.jp
URL　http://kadensha.net
振替 ――00140-6-59661
装幀 ――佐々木正見
印刷・製本 ―株式会社シナノ

ISBN978-4-7634-0487-9 C0047